U0386808

热射病
诊疗实践与临床思维

张玉想　宋　青　孙海龙　主编

清华大学出版社
北京

图书在版编目（CIP）数据

热射病诊疗实践与临床思维 / 张玉想，宋青，孙海龙主编 . — 北京 : 清华大学出版社，2022.8
ISBN 978-7-302-61389-3

Ⅰ . ①热… Ⅱ . ①张… ②宋… ③孙… Ⅲ . ①热射病—诊疗 Ⅳ . ① R594.1

中国版本图书馆 CIP 数据核字（2022）第 124673 号

责任编辑：孙　宇
封面设计：吴　晋
责任校对：李建庄
责任印制：杨　艳

出版发行：清华大学出版社
　　　　　网　　址：http://www.tup.com.cn，http://www.wqbook.com
　　　　　地　　址：北京清华大学学研大厦 A 座　　　邮　　编：100084
　　　　　社 总 机：010-83470000　　　　　　　　邮　　购：010-62786544
　　　　　投稿与读者服务：010-62776969，c-service@tup.tsinghua.edu.cn
　　　　　质量反馈：010-62772015，zhiliang@tup.tsinghua.edu.cn
印 刷 者：小森印刷（北京）有限公司
经　　销：全国新华书店
开　　本：185mm×260mm　　　　印　　张：13.75　　　字　　数：248 千字
版　　次：2022 年 8 月第 1 版　　　印　　次：2022 年 8 月第 1 次印刷
定　　价：128.00 元

产品编号：092167-01

编委会

前　言

热射病是中暑中最严重的一种类型，是一种热急症，其特点为发病急，病情进展快，如得不到及时有效的救治，病死率高达 50% 以上。其发病之快，并发症之多，病死率之高，非但民众、官兵不了解，甚至某些医护人员也不够熟悉。因此，会造成误诊误治，甚至延误病情。

热射病病程可随病情进展分为 3 个时期：①高热—神经损伤急症期；②血液系统—酶促反应期（发病 24 ~ 48 h 达顶峰）；③肝肾功能异常晚期（临床症状持续达 96 h 及以上）。在疾病进展的不同时期，致死原因及治疗重点各不相同。死亡原因分析：发病 72 h 内多为中枢、循环系统衰竭及弥散性血管内凝血（DIC）；2 周内为多器官功能障碍综合征（MODS）；2 周后则是感染等并发症引起。因此，热射病发病初期应尽快采取措施，严防病情进展。

热射病救治的核心应遵循 3 个关键点：迅速降低核心体温、血液净化、防治 DIC。降低核心体温的"黄金半小时"（30 min 内将核心体温降至 38.9℃以下）、"白金 2 小时"（2 h 内将核心体温降至 38.5℃以下），补液策略可起到降低病死率、改善预后的关键作用。迅速认识（Rapid recognition）、迅速评估（Rapid assessment）、迅速冷却（Rapid cooling）、迅速安全转运（Rapid safe transportation）、迅速加强治疗（Rapid advanced care）的"5R 原则"，是救治热射病的法宝。

《热射病诊疗实践与临床思维》是由军内外重症医学、急诊医学、心脏病学、检验医学等专家，精心编写的国内外首部热射病案例救治病例集。全书共收集 27 个临床实际案例，18 个救治成功案例，8 个死亡案例，1 个集体中暑救治案例。全书以劳力型热射病案例为主，同时覆盖经典型、批量救治的案例，通过对疑难以及危重病例解析、死亡病例复盘剖析等，提高广大年轻医生针对热射病的规范诊断与治疗能力，减少热射病的并发症，提高救治成功率。

书中病例来自解放军总医院（一中心、八中心）、联勤保障部队第九〇八医院、第九〇九医院、第九一〇医院、第九二〇医院、第九六九医院、第九八〇医院、第九八四医院，西部战区总医院、北部战区总医院、新疆军区总医院、海军第九七一医院、首都医科大学附属北京朝阳医院等救治经验丰富的知名医院，衷心感谢每一位编者的倾情奉献与付出！同时，真心地期望基层官兵和广大民众通过对本书的学习，能够加深对热射病的各类临床表现及其危害性的认识，学会早期自救、互救。

本书是培养临床思维、分享经验的平台，同时将配套数字资源等。由于笔者团队认知以及临床实践的局限性，难免有不妥之处。希望各位读者不吝赐教，我们将虚心学习和改进。

编 者

2022 年 6 月

目　录

剧烈运动后晕厥、高热、双下肢酸痛无力

一、病例简介

患者，男，23 岁，2021 年 8 月 5 日 11：50 入重症医学科。

1. 主诉

军事训练后高热、意识障碍，住院治疗 17 天后好转出院，再次劳累后出现双下肢酸痛无力 1 周。

2. 现病史

第一阶段：患者于 2021 年 6 月 29 日（室外气温 22 ~ 29℃，相对湿度 81%）跑步（8.2 公里，无负重）后出现晕厥、大汗、高热（腋温最高 38.9℃），伴全身无力，约 30 分钟后至我院急诊就诊，查血常规等：白细胞计数 9.4×10^9/L、中性粒细胞百分比 72.2%、B 型钠尿肽（type B natriuretic peptide，BNP）126 pg/ml、肌酸激酶 921 U/L、肌酸激酶同工酶 52.84 U/L、乳酸脱氢酶 178.2 IU/L、肌红蛋白 454.8 ng/ml、谷丙转氨酶 53.3 U/L、谷草转氨酶 67.2 U/L、总胆红素 34.1 μmol/L、直接胆红素 4.441 μmol/L、肌酐 101.09 μmol/l、血淀粉酶 911.1 IU/L；凝血指标轻度异常；头颅 CT 未见异常。诊断"劳力型热射病"，在我院急诊病房住院 17 天，予补液、碱化尿液、保肝、抑制胰液分泌、改善微循环治疗，患者转氨酶、肌酐、肌酸激酶等逐渐恢复正常，神志清楚，无发热，生命体征平稳，但出院时血淀粉酶仍偏高，定期监测，波动在 160 ~ 300 IU/L，食欲略差，易乏力。医生开具病假条，反复嘱托需充分休息。但该患者上进心强、工作积极性高，出院后即投入到正常工作中，未遵医嘱休息，每日步行上下班（约 4 公里）。

第二阶段：出院后第 12 天（2021 年 7 月 28 日），患者整理库房，多次搬运电脑，反复下蹲起立后，出现双下肢酸痛无力，行走困难，无发热、恶心、呕吐、胸闷、憋气、心悸、呼吸困难，无腹痛、腹胀，无尿痛、尿频、尿急。在单位休息后无明显缓解，当日 13：00 左右乘出租车至我院急诊就诊，测腋温 36.5℃、脉搏 77 次 / 分、呼吸 16 次 / 分、血压 121/70 mmHg。急查血常规等：白细胞计数 9.7×10^9/L、中性

粒细胞百分比 78.30%、淋巴细胞百分比 14.40%、谷丙转氨酶 86.0 U/L、谷草转氨酶 614.0 U/L、尿素氮 7.02 mmol/L、肌酐 63.43 μmol/L、钾 4.27 mmol/L、钠 137.53 mmol/L、总胆红素 19.7 μmol/L、直接胆红素 8.73 μmol/L、淀粉酶 79.1 IU/L、肌酸激酶 15273 U/L、肌酸激酶同工酶 427.88 ng/ml、肌红蛋白 > 3909.0 ng/ml、高敏肌钙蛋白 3.41 pg/ml、BNP 21 pg/ml、C 反应蛋白 < 0.8 mg/L；活化部分凝血活酶时间、凝血酶原时间等凝血指标正常。尿常规：隐血阳性（+），尿蛋白阳性（+）。给予保肝药及转化糖电解质注射液等补液治疗。2021 年 7 月 29 日复查肌红蛋白、肌酸激酶及转氨酶仍明显升高，遂于 7 月 30 日收入急诊病房。诊断：①横纹肌溶解综合征；②肝功能损害。予监测生命体征，监测肝肾功能、肌红蛋白、肌酸激酶、肌酸激酶同工酶、乳酸脱氢酶等指标变化，并予保肝、水化、碱化尿液等治疗，每日液体入量约 4000 ml，尿量约 3000 ml。患者自觉双下肢酸痛乏力症状有所缓解，但转氨酶、肌红蛋白、肌酸激酶指标略下降后再次明显升高，于 2021 年 8 月 5 日收入重症医学科。

患者病情演变过程见图 1-1。

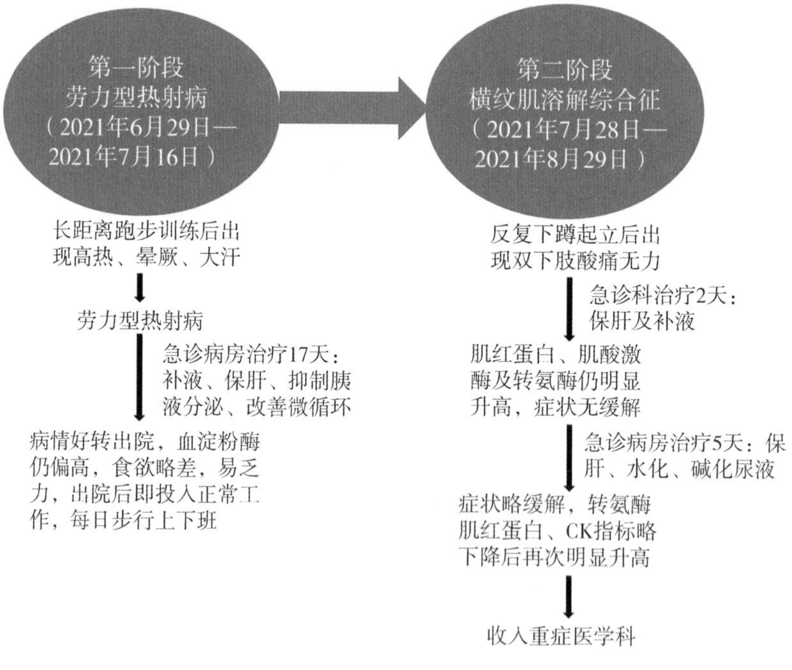

图 1-1 患者病情演变过程图

3. 发病诱因

第 2 阶段发病前短期内劳力型热射病病史，有反复下蹲起立动作。

4. 既往史

否认其他病史、服用药物史、特殊饮食史，否认口干、皮疹、易感冒、过敏等异常表现。

5. 入院查体

体温 36.5℃（腋温），脉搏 76 次/分，血压 152/62 mmHg，呼吸 14 次/分，经皮血氧饱和度 97% 以上；神志清楚，言语流利，对答切题；双瞳孔等大等圆，对光反射灵敏；双肺呼吸音清，未闻及干湿啰音；腹软，全腹无压痛、反跳痛及肌紧张，肠鸣音正常；四肢自主运动，左下肢及右大腿酸痛乏力，右下肢肌力 5 级，左下肢肌力 4 级；全身皮肤弹性好，未见瘀斑等改变。APACHE II 评分 7 分。

6. 辅助检查

1）实验室检验值

2021 年 8 月 5 日血常规：白细胞计数 12.11×10^9/L、中性粒细胞百分比 81.6%、淋巴细胞百分比 11.1%。

2021 年 8 月 5 日血生化：BNP 163 pg/ml、肌酸激酶 19723 U/L、乳酸脱氢酶 3125 IU/L、肌红蛋白＞3909.0 ng/mL、谷丙转氨酶 385.2 U/L、谷草转氨酶 1554.6 U/L、总胆红素 16.7 μmol/L、直接胆红素 2.1 μmol/L、尿素氮 3.59 mmol/L、肌酐 51.4 μmol/L、钾 3.7 mmol/L、钠 137 mmol/L、钙 2.52 mmol/L。

2021 年 8 月 5 日凝血指标：活化部分凝血活酶时间 25.2 s、$D-$二聚体 525 μg/L。

2021 年 7 月 30 日血沉、自身抗体谱、抗中性粒细胞抗体、TORCH 抗体：均正常。

2）影像学检查

2021 年 8 月 5 日 CT：胸部 CT 未见异常；腹盆 CT 可见盆腔少许积液。

2021 年 8 月 5 日超声：心脏结构及功能正常，左室射血分数 62%；双下肢动静血管未见异常。

二、诊断

①横纹肌溶解综合征；②肝功能损害。

三、诊疗经过

1. 现场救治

患者于 2021 年 7 月 28 日发病，自行休息，症状无明显改善。

2. 转运后送

当日自行乘车来我院急诊就诊。

3. 首诊科室

2021 年 7 月 28 日 13：00 左右至急诊科，测腋温 36.5℃，生命体征平稳，化验血转氨酶、肌酶明显升高，急诊给予保肝药及转化糖电解质注射液等补液治疗，效果不佳，于7月30日11：40收入急诊病房。诊断：①横纹肌溶解综合征；②肝功能损害。予监测生命体征，监测肝肾功能、肌红蛋白、肌酸激酶、肌酸激酶同工酶、乳酸脱氢酶等指标变化，并予保肝、水化、碱化尿液等治疗，每日液体入量约4000 ml，尿量约3000 ml。患者自觉双下肢酸痛乏力症状有所缓解，但转氨酶、肌红蛋白、肌酸激酶指标略下降后再次明显升高。

4. 重症医学科（ICU）治疗方案

2021年8月5日收入重症医学科。予监测腿围、监测生命体征变化、水化、碱化尿液、保肝、抑制炎症反应治疗，并行连续性肾脏替代治疗（continuous renal replacement therapy，CRRT），采用连续性静脉 – 静脉血液滤过模式（continuous veno-venous hemofiltration，CVVH）；患者血转氨酶、肌酸激酶、肌红蛋白水平出现下降趋势，但停CRRT后仍反弹，前后共予10次CRRT治疗后，患者双下肢酸痛乏力感明显缓解，肌力恢复至5级，精神状态良好，食欲好，无发热，生命体征稳定，复查肌酸激酶、肌红蛋白最终降至正常范围（图1-2、图1-3）。

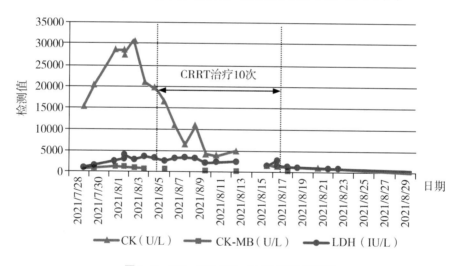

图 1-2 CK、CK-MB、LDH 变化趋势图

CK：肌酸激酶，正常值范围：24 ~ 195 U/L；CK-MB：肌酸激酶同工酶，正常值范围：0 ~ 25 U/L；LDH：乳酸脱氢酶，正常值范围：40 ~ 250 IU/L。

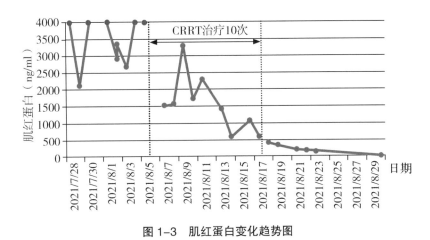

图 1-3 肌红蛋白变化趋势图

肌红蛋白正常值范围：0 ~ 105.7 ng/ml；●肌红蛋白＞3909.0ng/ml，超出检测范围。

5. 预后

痊愈出院。

四、讨论与分析

问题 1：什么是横纹肌溶解综合征？常见发病因素是什么？

横纹肌溶解综合征（rhabdomyolysis syndrome，RM）是指各种原因引起的横纹肌损伤，导致肌细胞内的酶类、离子和小分子等物质进入血液循环，引起机体内环境紊乱，甚至多器官功能衰竭的一组临床综合征。

导致发病的因素很多，大致可划分为物理因素和非物理因素两类[1]，①物理因素：挤压与创伤、运动及肌肉过度活动、电击、高热等；②非物理性因素：药物、毒物、感染、电解质紊乱、自身免疫性疾病、内分泌及遗传代谢性疾病等。

横纹肌溶解综合征是热射病的常见、严重并发症。热射病患者常有高温高湿环境下剧烈运动或高强度运动史，而剧烈运动和高热[2-3]可导致横纹肌缺氧及细胞能量代谢障碍，引起肌纤维破裂和坏死，肌细胞内容物（肌酸激酶、肌红蛋白及其他小分子物质）进入细胞外液和血液，从而引起机体一系列病理生理变化，如内环境的紊乱、多器官功能衰竭等。在本病例中，已详细询问患者，发病前并无服用特殊食物、药物史，无感冒或其他感染性疾病表现，亦无易口干、皮肤干燥等自身免疫系统疾病表现，相关免疫指标正常，基本排除感染、自身免疫疾病等因素影响；而患者近 1 个月内患"劳力型热射病"，出院后存在乏力、食欲差等表现，但仍参与到正常工作中，连续长时间搬运电脑，反复起立、下蹲，考虑是此次发生横纹肌溶解综合征的重要因素。

横纹肌溶解综合征临床表现为典型"三联征"，即肌肉酸痛、肌无力、酱油尿，后期可出现肌肿胀、骨筋膜室综合征、急性肾功能损伤[4]。目前尚无统一的诊断标准。《中国热射病诊断与治疗专家共识》[5]建议，当热射病患者出现以下情况之一时可做出临床诊断：①肌酸激酶显著增高高于正常峰值 5 倍或＞ 1000 U/L，肌酸激酶可能是目前诊断 RM 最敏感的指标[6]，当肌酸激酶＞ 16 000 U/L 时提示急性肾衰竭风险；②血、尿肌红蛋白水平明显增高；③尿潜血试验阳性而镜下未见红细胞。结合该患者临床表现及化验检查结果，横纹肌溶解综合征诊断明确。

问题 2：横纹肌溶解综合征患者行血液净化治疗的时机？

血液净化（continuous blood purification，CBP）是指把患者的血液引出体外并通过一种血液净化装置，除去其中的某些致病物质，达到净化血液和治疗疾病目的的一种技术。血液净化可促进肌酸激酶和肌红蛋白清除，保护器官功能，改善预后，在热射病、横纹肌溶解综合征患者救治中具有独特的优势。当患者出现急性肾衰竭、严重电解质紊乱（严重高钾血症、难治性高钙血症）及酸碱失衡、肌酸激酶＞ 5000 U/L 或上升速度超过 1 倍时，应及早行床旁血液净化治疗，可选择高截留滤器（孔径达 20 nm），并应用连续性静脉 – 静脉血液滤过（CVVH）或连续性静脉 – 静脉血液透析滤过（continuous veno-venous hemodiafiltration，CVVHDF）模式[5]。

问题 3：诊断发生横纹肌溶解综合征时，我们可以做什么？

①首先去除诱发 RM 的因素，热射病引起 RM 的最主要原因在于高热和（或）肌肉运动过度。因此，必须现场采用可供选择的手段尽可能地降低患者核心温度，比如转移至阴凉场所、用凉水或水雾向皮肤喷洒、扇风、用稀释的酒精擦拭身体、冷水浸泡、冰敷、4 ~ 10℃ 生理盐水胃管灌洗或灌肠、佩戴冰帽或使用冰毯机等，并使用镇静药物（如地西泮或苯巴比妥注射）控制肌肉抽搐以防止肌肉持续损伤。②液体治疗及碱化尿液，初始快速输注生理盐水，并予 5% 碳酸氢钠注射液以维持尿液 pH 在 6.5 以上，但此过程需密切监测生命体征与尿量等，防止液体过负荷。③在液体复苏基础上应用呋塞米等利尿药脱水，促进毒素排泄。④发生急性肾损伤时，采用血液净化治疗。

问题 4：结合该病例，患热射病后如何避免二次横纹肌溶解综合征的发生？

该患者在热射病痊愈出院后，虽经常易乏力、疲倦，但工作积极性高、上进心强，轻伤不下火线，出院后即投入到正常工作中；而患病后，未认识到或不能接受病情严重性，多次拒绝入 ICU 治疗。结合该病例经验教训，建议患者在热射病恢复后应充分休息，减少运动及较高强度的体力劳动，避免二次出现横纹肌溶解综合征；发病后，应克服恐惧、侥幸心理，充分医患沟通，积极接受治疗意见。

五、诊治体会与启示

RM 是临床常见病、多发病，单纯 RM 预后较好，但合并急性肾衰竭等严重并发症时，死亡率可高达 20%。当发现有肢体肿胀、肌肉酸痛、僵硬、肌无力、茶色尿或酱油尿等症状时，一定要警惕是否发生了 RM，及时就医，做到早发现、早治疗，避免病情进一步加剧。

由于热损伤、剧烈运动等因素影响，热射病患者极易发 RM，一经确诊甚至疑诊 RM，即应迅速开始液体治疗，出现无尿、严重高钾血症、肌酸激酶持续上升等情况时，应行血液净化治疗。即使热射病痊愈后，短期内也要注意休息，合理安排工作与训练，避免过度运动，防治二次 RM 的发生。

参考文献

［1］陈斌专，王妍春．横纹肌溶解综合征的研究进展［J］．分子影像学杂志，2017，40（4）：474-477．

［2］顾颖，李慧丽，李伟伟，等．热射病 7 例临床救治体会［J］．实用医药杂志，2015，29（6）：520-521．

［3］徐朝阳，张勇，朱忠立，等．热射病死亡 1 例临床诊疗分析［J］．西南国防医药，2015，25（9）：1019-1022．

［4］Knochel JP. Exertional heat stroke-pathophysiology of heat stroke［M］．In：Hopkins PM, Ellis FR, eds. Hyperthermic and hypermetabolic disorders. Cambridge: Cambridge University Press, 1996: 42-62.

［5］全军热射病防治专家组，全军重症医学专业委员会．中国热射病诊断与治疗专家共识［J］．解放军医学杂志，2019，44（3）：181-196．

［6］Cervellin G, Comelli I, Benatti M, et al. Non-traumatic rhabdomyolysis: Background, laboratory features, and acute clinical management［J］．Clin Biochem, 2017, 50（12）：656-662.

（巩义春、韩建伟、张玉想　解放军总医院第八医学中心）

高温环境工作后呕吐、腹痛、腹泻、高热

一、病例简介

患者，男，49岁。2017年6月17日11：40因呕吐、腹痛、腹泻、高热3小时余入重症医学科。

1. 主诉

呕吐、腹痛、腹泻、高热3小时余。

2. 现病史

患者于2017年6月17日6：30出现全身酸痛，自测体温37.2℃（腋温），7：30口服对乙酰氨基酚0.3 g，几分钟后出现呕吐，呕吐物呈黄色稀水样，无宿食，无血性胃液，随后出现腹泻，为黄色稀水样便，量不详，复测体温40.2℃（腋温），11：00左右就诊于我院急诊科，予补液及复方氨林巴比妥注射液2 ml肌内注射，患者症状无缓解，且出现寒战、肢体抽搐，无意识障碍。急查血气分析（吸入氧浓度45%）：pH 7.41、二氧化碳分压34 mmHg、氧分压82 mmHg、钾3.6 mmol/L、钙1.09 mmol/L、标准碱剩余–3.0 mmol/L、氧合指数182 mmHg。患者病情危重，收入重症医学科。

3. 既往史

既往胆石症病史，家族无传染病与遗传病史。

4. 发病诱因

于发病前1周内连续高温环境工作（温度35～37℃、相对湿度55%～65%），未进行高强度训练，未监测体温；6月16日17：00任务结束后，有外出饮酒、夜间睡眠时使用空调史。

5. 入院查体

体温（腋温）37.1℃、脉搏93次/分、呼吸36次/分、血压119/78 mmHg、经皮血氧饱和度91%（吸氧浓度45%）。神志清楚，全身皮肤、巩膜无黄染，双肺听诊呼吸音低，腹平软，下腹部轻压痛，肝脾肋下未触及，墨菲征阴性，肠鸣音4次/分，

双侧病理征阴性（－）。APACHE II 评分 17 分。

6. 辅助检查

1）实验室检验值

2017 年 6 月 17 日血常规：白细胞计数 9.01×10⁹/L、血红蛋白 150 g/L、血小板计数 170×10⁹/L、中性粒细胞百分比 88.5%。

2017 年 6 月 17 日血生化：谷丙转氨酶 30.3 U/L、谷草转氨酶 32.3 U/L、肌酐 72.98 μmol/L、血淀粉酶 174.3 IU/L、肌酸激酶同工酶 11.16 U/L、肌酸激酶 100.3 U/L、乳酸脱氢酶 255.7 IU/L、肌红蛋白 59.1 μg/L、C 反应蛋白 1.66 mg/L、降钙素原＜0.05 ng/ml。

2017 年 6 月 17 日凝血功能：凝血酶原时间 11.8 s、凝血酶原活动度 90%、PT 国际标准化比值 1.07、活化部分凝血活酶时间 46.4 s、纤维蛋白原含量 2.98 g/L、凝血酶时间 97.5 s、D–二聚体 772 μg/L。

2）影像学检查

腹部超声：脂肪肝；胆大小形态正常，壁不厚，胆结石（胆囊内探及数个强回声光团，后伴声影，较大者大小约 1.2 cm×1.0 cm）；胰脾双肾声像图未见异常。

腹部正位片：腹部部分肠管积气、扩张影（图 2-1）。

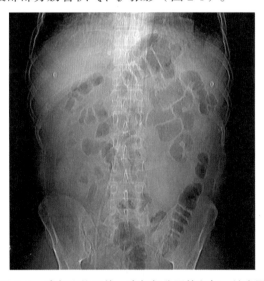

图 2-1 腹部立位平片：腹部部分肠管积气、扩张影

腹部 CT：胆囊结石，左肾囊性灶（图 2-2）。

9

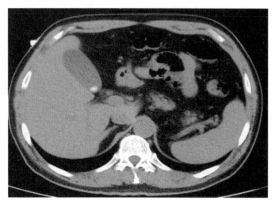

图 2-2　腹部 CT：胆囊结石

胸部 CT：双肺下叶密度增高影，考虑感染（图 2-3）。

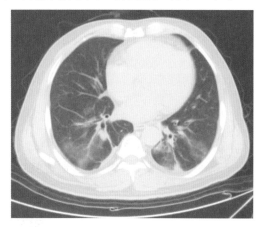

图 2-3　胸部 CT：双肺下叶密度增高影

二、诊断

①经典型热射病；②急性肺损伤；③胃肠功能损伤；④胆石症。

三、诊疗经过

1. 现场救治

2017 年 6 月 17 日 6：30 发病，7：30 口服对乙酰氨基酚 0.3 g，病情无缓解，且出现呕吐、腹泻、高热。

2. 转运后送

救护车送至我院急诊科。

3. 首诊科室

11：00 左右至我院急诊科，予补液及复方氨林巴比妥注射液 2 ml 肌内注射，患者症状无缓解，且出现寒战、肢体抽搐、呼吸衰竭，无意识障碍。

4. 重症医学科治疗方案

11：40 收入重症医学科。入科后患者仍持续高热（膀胱温度 39.3 ~ 41.5℃），伴寒战，予以下方案治疗。①控制体温：留置测温导尿管，持续、准确地监测核心温度；补液、杜非合剂及冰毯物理降温；持续血液净化治疗，采用连续性静脉－静脉血液滤过模式（continuous veno venous hemofilration，CVVH）；②呼吸系统：经鼻高流量湿化氧疗；③凝血系统：每 4 小时检测凝血功能，补充新鲜冰冻血浆；④其他：甲泼尼龙琥珀酸钠、乌司他丁抑制炎症反应等。6 月 17 日 22：00 患者体温下降至 37.7℃（膀胱温度）。6 月 21 日（发病第 4 天），患者无发热，无腹痛、腹泻、呕吐等，循环、呼吸状态稳定（图 2-4、图 2-5），停用连续性肾脏替代治疗（continuous renal replacement therapy，CRRT），转消化科继续治疗。

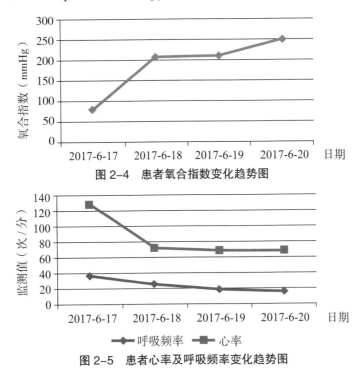

图 2-4 患者氧合指数变化趋势图

图 2-5 患者心率及呼吸频率变化趋势图

5. 预后

痊愈出院。

四、分析与讨论

问题 1：该病例热射病诊断依据是什么？发生热射病的风险因素有哪些？

该患者有连续高温环境（温度 35 ~ 37℃、相对湿度 55% ~ 65%）工作史，在室外帐篷内居住 7 天，虽未进行剧烈运动，结合患者临床表现：①核心温度超过 40℃；②中枢神经系统功能障碍表现，肢体抽搐；③多器官（≥ 2 个，胃肠、肺）功能损伤表现。"经典型热射病"诊断明确，并伴胃肠道、肺功能损伤。

热射病常见诱因包括：天气因素、环境因素、社会因素、先天因素、生理因素、潜在疾病、药物应用。该患者涉及风险因素包括：过度日晒累计达 7 天，体脂率＞ 18%，发病 24 小时内饮酒史。

问题 2：热射病的药物降温，该不该用非甾体抗炎药（nonsteroidal antiinflammatory drugs，NSAIDs）？

热射病的降温措施，不建议用非甾体抗炎药（NSAIDs）。本例在外单位及急诊科应用了对乙酰氨基酚、复方氨林巴比妥。NSAIDs 在器官损伤方面的潜在问题不容忽视。研究发现，NSAIDs 有显著的肠毒性。热应激状态下应用 NSAIDs，可能会导致 CHS 恢复早期肠出血发生率和死亡率明显升高。现有证据表明[1-2]，热射病患者应用 NSAIDs 的获益尚不确定，相反，NSAIDs 的器官损伤作用需引起足够重视。NSAIDs 的不恰当应用可能成为增加肠道损伤和胃肠道出血风险的隐患。

问题 3：该病例消化道症状表现明显，如何鉴别诊断？

本病例临床表现为腹痛、腹泻、发热、抽搐，以消化道症状为主，需与消化道疾病相鉴别：①首先需考虑急性胃肠炎的可能。一般急性胃肠炎常因进食不卫生、生冷或刺激性食物诱发，由粪 – 口途径传播，主要表现为腹痛、腹泻、呕吐等，严重时可出现发热、脱水、电解质和酸碱平衡紊乱。该患者虽有外出就餐史，但其他就餐人员无类似症状，初步排除此诊断。②急性胆囊炎：患者既往有胆石症病史，急性胆囊炎起病较急，表现为上腹部疼痛、恶心、呕吐等，查体可见墨菲征阳性（＋），腹部超声示胆囊炎征象。该患者虽有胆石症病史，查体墨菲征阴性（－），腹部超声或 CT 提示有结石，但无胆囊炎表现，可初步排除此诊断。③急性胰腺炎：一般多有暴饮暴食史，高脂血症及胆道疾病等，虽然该患者急诊科生化示血淀粉酶升高，但此后多次复查血淀粉酶处于正常范围，超声及 CT 均未见胰腺病理性改变，可排除此诊断。

问题 4：热射病时为何会发生胃肠功能损伤？

胃肠功能损伤在热射病患者中很普遍。在病程急性期，由于高热、血容量减少及运动时胃肠道缺血等因素损害，致使胃肠道黏膜缺血、肠壁水肿、肠腔积液，甚至出血[3-4]，患者发病 72 小时内即可出现胃肠功能紊乱表现：恶心、呕吐、腹痛、腹泻、排水样便，严重者可出现消化道出血、穿孔、腹膜炎等[5-6]。热应激可使肠道血供减少，内脏的持续缺血状态会导致肠壁黏膜防御病原体的能力降低，组织氧合减少和肠黏膜酸中毒加重,是导致内皮细胞受损和细胞屏障完整性缺失的机制[7-8],从而肠腔内有害微生物和细菌进入血液,导致肠道微生物数量和种类发生变化。肠道损伤导致大量细菌移位,进而引起肠源性感染、肠源性脓毒症,是重症热射病患者后期出现继发性感染的重要源泉。如果热应激过强,则导致大量内毒素入血,可以刺激免疫系统产生过多的细胞因子,通过复杂的细胞因子网络作用于体温调节中枢,或者直接导致器官损伤[9]。

五、诊治体会与启示

热射病可分为经典型(非劳力型)及劳力型。经典型一般常见于年幼者、孕妇和年老体衰者,或者有慢性基础疾病或免疫功能受损的个体,临床表现类型较多。对于青壮年,前驱症状不易被发现,虽未进行高强度运动,但有暴露热环境下的病史,单一表现为胃肠道症状时,应考虑患经典型热射病的可能。本病例以呕吐、腹痛、腹泻、发热等症状起病,易被误诊急性胃肠炎等常见病,易被忽视和漏诊,需要通过详细询问病史、查体等加以鉴别。早期给予快速、有效降温,可有效避免持续高热所致的各器官持续性损伤,甚至多器官功能衰竭。

参考文献

[1] Graham DY, Opekun AR, Willingham FF, et al. Visible small-intestinal mucosal injury in chronic NSAID users [J]. Clin Gastroenterol Hepatol, 2005, 3 (1): 55-59.

[2] Maiden L, Thjodleifsson B, Theodors A, et al. A quantitative analysis of NSAID-induced small bowel pathology by capsule enteroscopy [J].Gastroenterology, 2005, 128 (5): 1172-1178.

[3] Umair Masood, Anuj Sharma, Wajihuddin Syed, et al. Bowel Ischemia from heat stroke: a rare presentation of an uncommon complication [J]. Case Rep Med, 2016 (2016): 5217690.

[4] Lucendo Villarín AJ, Carrión Alonso G, Kassem A, et al. Bruising of the esophagus as a cause of gastrointestinal bleeding in a case of heatstroke [J]. Rev Esp Enferm Dig, 2005, 97 (8): 596-599.

[5] Snipe RMJ. Exertional heat stress-induced gastrointestinal perturbations: prevention and management strategies [J]. Br J Sports Med, 2019, 53 (20): 1312-1313.

[6] Miao L, Song Q, Liu H, et al. Correlation between gastrointestinal dysfunction and both severity and prognosis in patients suffering from heatstroke [J]. Chin Crit Emerg Med, 2015, 27 (8): 635-638.

［7］Balzan S, de Almeida Quadros C, de Cleva R, et al. Bacterial translocation： overview of mechanisms and clinical impact ［J］. J Gastroenterol Hepatol, 2007, 22 (4)： 464-471.

［8］Oliver SR, Phillips NA, Novosad VL, et al. Hyperthermia induces injury to the intestinal mucosa in the mouse： evidence for an oxidative stress mechanism ［J］. Am J Physiol Regul Integr Comp Physiol, 2012, 302 (7)： R845-R853.

［9］Vargas N, Marino F. Heat stress, gastrointestinal permeability and interleukin-6 signaling Implications for exercise performance and fatigue ［J］. Temperature (Austin), 2016, 3 (2)： 240-251.

（刘向迪、巩义春、于井刚、张玉想　解放军总医院第八医学中心）

病例 3

烈日下久站胸闷、气短、大汗、晕厥

一、病例简介

患者，外籍男性，56 岁，连续 2 日（共约 7 小时）穿防化服在高温环境（温度 35℃，湿度 69%）下站立训练，休息不佳。2017 年 7 月 5 日 16：10 入院。

1. 主诉

胸闷憋气、无力伴大汗约 3 小时。

2. 现病史

2017 年 7 月 5 日 11：00 时许，出现胸闷、憋气，伴大汗、全身无力，随后躺倒在地，无头痛、意识丧失，无四肢抽搐，无胸痛、腹痛、腹泻，无肌肉酸痛、恶心、呕吐等不适。卫生员予输液及药物（具体不详），患者症状无缓解。于当日 12：20，急救车送至急诊科就诊，测体温 35℃（腋温），血压 90/60 mmHg，神志清楚，皮肤湿冷，脉弱，全身大汗。急查心电图示：窦性心律，QT 间期延长。患者病情危重，给予复方氯化钠补液治疗后收入重症医学科。

3. 既往史

既往体健。

4. 发病诱因

患者 2 天前，由国外入境，旅途劳顿。连续 2 天（共约 7 小时）穿防化服在高温环境下站立训练，休息不佳。

5. 入院查体

体温（腋温）35.7℃、脉搏 89 次 / 分、血压 142/79 mmHg、呼吸 16 次 / 分、经皮血氧饱和度 97%。神志清楚，回答切题；双肺呼吸音清，未闻及干湿啰音；心律齐整，心率 89 次 / 分，心脏各瓣膜听诊区未闻及明显杂音和心包摩擦音；腹平软，未触及压痛、反跳痛和肌紧张，四肢可自由活动，皮肤无水肿。APACHE II 评分 8 分。

6. 辅助检查

1）实验室检验值

2017 年 7 月 5 日血生化：谷丙转氨酶 61.7 U/L，谷草转氨酶 141.6 U/L，肌酐

111.58 µmol/l、尿素氮 5.74 mmol/l，肌酸激酶 796.6 U/L，肌酸激酶同工酶 107.5 ng/ml，全血肌钙蛋白 9.21 ng/ml，B 型钠尿肽（BNP）48 pg/ml，肌红蛋白 178.8 ng/ml。

2017 年 7 月 5 日凝血功能：凝血酶原时间 11.8 s，凝血酶原活动度 90%，国际标准化比值 1.07，活化部分凝活酶时间 20.1 s，纤维蛋白原含量 2.26 g/L，凝血酶时间 15.1 s，D- 二聚体 178 µg/L。

2）影像学检查

心电图（图 3-1）：窦性心律，QT 间期延长。

头、胸、腹部 CT：未见异常。

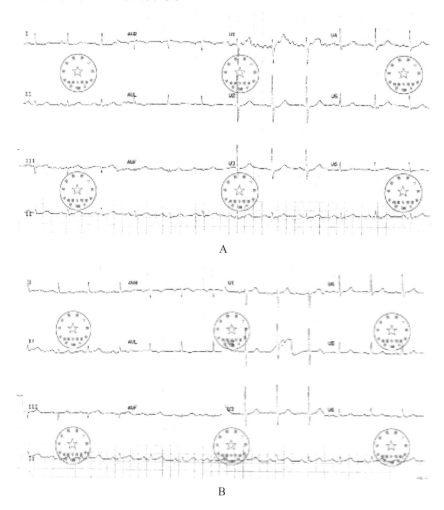

A

B

图 3-1　十二导心电图动态监测（A ~ G）

A. 窦性心律，QT 间期延长，I 导联、AVL 导联 T 波倒置（7 月 5 日 13：00）；B. 窦性心律，QT 间期延长，AVL 导联 T 波倒置（7 月 5 日 14：00）

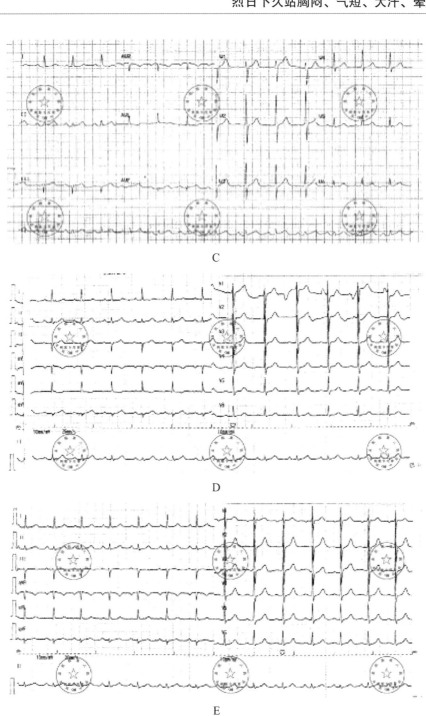

C

D

E

图 3-1 （续）

C. 窦性心律，QT 间期延长，AVL 导联 T 波倒置（7 月 5 日 15：00）；D. 窦性心律，QT 间期延长，AVL 导联 T 波倒置（7 月 5 日 17：00）；E. 窦性心律，V_1 导联 P 波倒置（7 月 6 日 03：00）

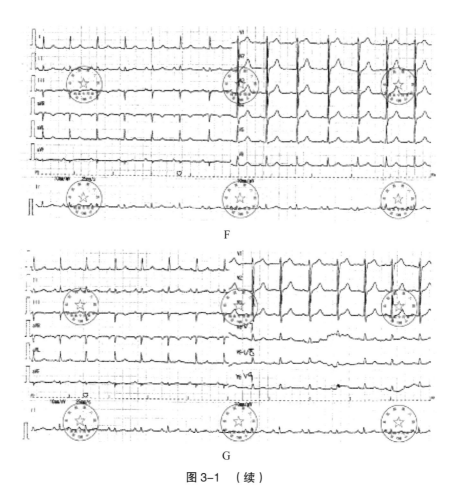

F

G

图 3-1 （续）

F. 窦性心律，大致正常心电图（7月6日15：00）；G. 窦性心律，大致正常心电图（7月7日15：00）

二、诊断

①经典型热射病；②休克；③急性心肌损伤；④急性肝损伤。

三、诊疗经过

1. 现场救治

2017年7月5日11：00发病，卫生员予输液及药物（具体不详），患者症状无缓解。

2. 转运后送

当日12：20，急救车转送我院急诊科。

3. 首诊科室（急诊科）处置

13：40 左右至我院急诊科就诊，测体温 35℃（腋温），血压 90/60 mmHg，神志清楚，皮肤湿冷，脉弱，全身大汗。急查心电图示：窦性心律，QT 间期延长。

4. 我院重症医学科救治

入科后予经鼻高流量湿化氧疗、扩容补液、保护肝功能、营养心肌、抑制炎症反应治疗。患者循环、呼吸状态稳定，监测肾功能、凝血功能、肝功能均恢复至正常范围。但患者 BNP 及心肌酶谱（肌酸激酶、肌酸激酶同工酶及全血肌钙蛋白）呈上升趋势（图 3-2）。复查心电图：窦性心律，未见心律失常及 ST-T 段动态改变（图 3-1）。心脏超声：静息状态下，心脏结构及血流大致正常，室壁收缩功能及缩短率未见异常，左室射血分数 64%，左室舒张功能减低。行冠状动脉 CT 造影：左、右冠状动脉未见明显异常（图 3-3）。患者排除急性心肌梗死，继续抗凝、活血、营养心肌治疗。最终 7 月 11 日心肌酶、BNP 恢复至正常水平。

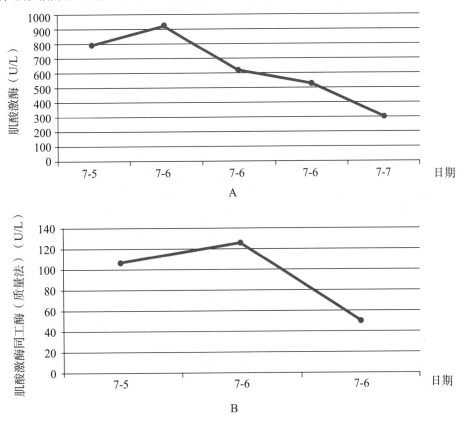

图 3-2　血心肌酶和 BNP 的动态变化（A～D）

A. 肌酸激酶变化趋势；B. 肌酸激酶同工酶变化趋势；C. 全血肌钙蛋白（TNI）变化趋势；D. BNP 变化趋势

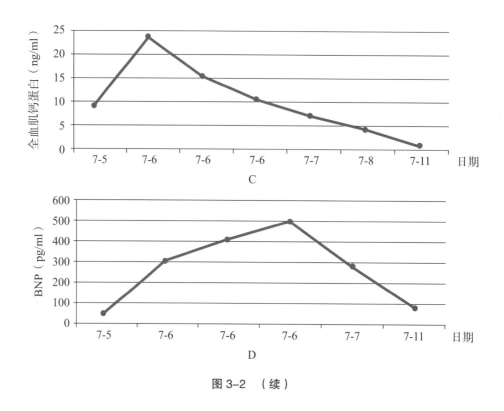

C

D

图 3-2 （续）

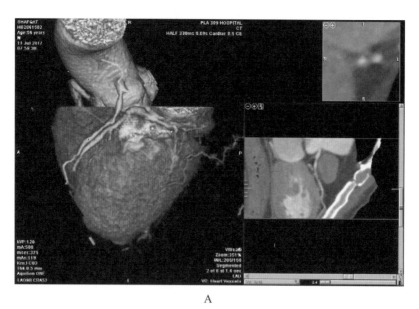

A

图 3-3 冠状动脉 CT 造影（A ~ C）

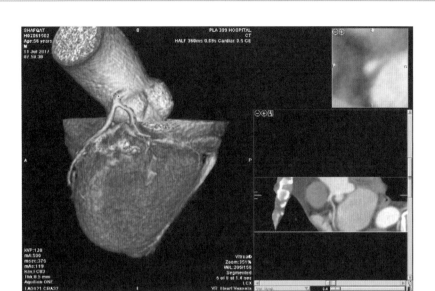

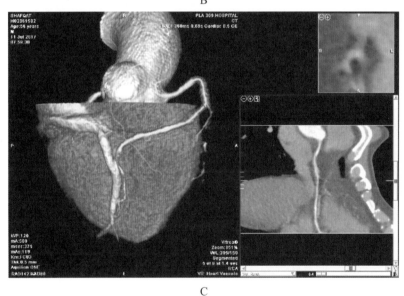

图 3-3 （续）

A. 左冠状动脉前降支；B. 左冠状动脉回旋支；C. 右冠状动脉

5. 预后

住院 1 周后痊愈出院。

四、讨论与分析

问题 1：该病例热射病诊断依据是什么？属于哪种分型？

2019《中国热射病诊断与治疗专家共识》对热射病诊断标准进行了修正[1]。病史信息：①暴露于高温、高湿环境；②高强度运动。临床表现：①中枢神经系统功能障碍表现（如昏迷、抽搐、谵妄、行为异常等）；②核心温度超过 40℃；③多器官（≥ 2 个）功能损伤表现（心脏、肝脏、肾脏、横纹肌、胃肠等）；④严重凝血功能障碍或 DIC。有病史信息中的任意一条加上临床表现中的任意一条，且不能用其他原因解释时，应考虑热射病的诊断。新版共识已不再把核心温度＞ 40℃作为必要条件，更加强调了脏器功能损伤，发生损伤的脏器数量与患者的预后紧密相关，脏器损伤数量越多，预后越差[2]。该患者处于高温、高湿环境中，发生多器官功能损伤（心肌和肝脏），尽管体温未达到 40℃仍明确诊断为热射病。

热射病可分为经典型热射病（classic heat stroke，CHS）和劳力型热射病（exertional heat stroke，EHS）。CHS 常见于年幼者、孕妇和年老体衰者，或者有慢性基础疾病或免疫功能受损的个体。EHS 常见于夏季剧烈运动的健康青年人，比如在夏季参训的官兵、运动员、消防员、建筑工人等。该患者为中年男性，无剧烈运动史，但有在室外高温高湿环境暴露史，因此诊断为经典型热射病。

问题 2：患者为何出现心肌损伤？具体的病理生理学机制是什么？如何鉴别诊断？

该患者入院后监测心肌酶：肌酸激酶、肌酸激酶同工酶及全血肌钙蛋白明显升高，大于 2 倍基础值，且均呈动态改变；心电图亦表现为 Q-T 间期延长；心脏超声检查未见异常；冠状动脉 CT 造影也未见冠状动脉狭窄和（或）阻塞。应考虑患者出现了热射病心肌损伤。

心血管系统是热射病引起机体功能受损的重要靶点之一。患者出现心肌抑制、心脏传导异常及血流再分布，并表现为心电图、心脏超声、心肌损伤生物学标志物及血流动力学指标明显异常。其具体病理生理机制为[2]：①热射病患者在遭受热应激时，为加快散热，血流向外周循环分布，导致有效循环血容量不足；②大量出汗导致液体大量丢失，出现心率代偿性增快；③高热直接损伤心肌；④热应激使交感神经兴奋，副交感神经抑制，去甲肾上腺素和儿茶酚胺分泌过多；⑤继发的全身过度炎性反应进一步导致心肌细胞损伤。

该患者为中年男性，属于急性心肌梗死发生高危人群，且有胸闷、憋气等临床表现，化验示心肌酶升高，应注意鉴别。

热射病心肌损伤与急性心肌梗死相同点：血肌钙蛋白高于正常值。

热射病心肌损伤与急性心肌梗死鉴别点：①热射病心肌损伤，病因明确为热射病，无心肌缺血证据，症状不典型；心电图无 ST-T 段动态演变和无病理性 Q 波形成；心脏超声示应激性心肌病表现；冠状动脉造影提示无冠状动脉的狭窄或闭塞等。

②急性心肌梗死[3]，病因有很多种，临床表现及检查支持存在心肌缺血；症状典型为胸骨后压榨性疼痛，向左肩部放射；心电图示冠脉供血导联 ST-T 段动态演变及病理性 Q 波形成；心脏超声示心脏存在节段性收缩障碍；冠状动脉造影提示存在冠状动脉狭窄或闭塞等。

五、诊治体会与启示

（1）热射病诊断要点：①高温、高湿环境；②多器官（≥2个）功能损伤。因此，需严密监测脏器功能，早发现，避免误诊、漏诊。

（2）热射病心肌损伤临床表现多样，应注意与急性心肌梗死等其他心脏病进行鉴别，动态监测心电图、心肌酶、BNP 的变化，应用心脏超声评估心功能，必要时行冠状动脉造影以明确诊断。

参考文献

［1］全军热射病防治专家组，全军重症医学专业委员会 . 中国热射病诊断与治疗专家共识［J］. 解放军医学杂志，2019，44（3）：181-196.

［2］Hifumi T, Kondo Y, Shimizu K, et al.Heat stroke［J］. J Intensive Care, 2018, 6: 30.

［3］Thygesen K, Alpert JS, Jaffe AS, et al. Fourth universal definition of myocardial infarction［J］. J Am Coll Cardiol, 2018, 72（18）：2231-2264.

（王佳兴、孙正中、周瑾、张玉想　解放军总医院第八医学中心）

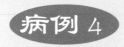

剧烈运动后胸痛、呼吸困难伴大汗

一、病例简介

患者，男，32岁，团以下干部。因军事训练后胸痛伴呼吸困难2天，于2020年7月10日入中国人民解放军总医院第一医学中心。

1. 主诉

军事训练后胸痛伴呼吸困难2天。

2. 现病史

患者于2020年7月8日17：30运动后出现胸痛，疼痛部位为心前区，性质为针刺样，伴有心悸、呼吸困难、大汗、恶心，并放射至左肩部和左上肢，不伴有头晕、呕吐、黑矇和晕厥，症状持续约30 min不缓解，就诊于当地医院，行心电图检查，提示"急性下壁心肌梗死"，给予"拜阿司匹林、氯吡格雷片、阿托伐他汀片"口服及"硝酸甘油片"含服。症状部分缓解后转入我院急诊科，心电图提示"急性下壁ST段抬高型心肌梗死"，符合静脉溶栓指征且在静脉溶栓时间窗内，溶栓后患者症状缓解，心电图ST段回落基线，遂收入心内科进一步完善治疗。

3. 既往史

既往有"右肾萎缩"病史1年，"高脂血症"病史半年，未口服药物治疗。无其他阳性家庭史及个人史。

4. 入科查体

一般状态尚可，呼吸18次/分，脉搏75次/分，血压104/61 mmHg。右肺呼吸音粗，左下肺呼吸音稍弱，双下肺可闻及湿啰音，未闻及摩擦音。心律齐整，心率75次/分，心脏各瓣膜听诊区未闻及明显杂音和心包摩擦音。腹平软，未触及压痛、反跳痛和肌紧张。四肢可自由活动，无水肿。

5. 辅助检查

1）实验室检验值

血常规：白细胞计数 14.52×10^9/L，中性粒细胞计数 0.930×10^9/L，C反应蛋白

4.4 mg/dl。

血生化：谷丙转氨酶 87.0 U/L，谷草转氨酶 271.86 U/L，肌酸激酶 2097.5 U/L，肌酸激酶同工酶 74.91 ng/ml，肌钙蛋白 I 5.51 ng/ml，血清尿酸 625.3 μmol/L，肌酐 134.7 μmol/L，总胆固醇 5.90 mmol/L，甘油三酯 2.06 mmol/L，高密度脂蛋白胆固醇 0.96 mmol/L，低密度脂蛋白胆固醇 4.65 mmol/L。

2）影像学检查

心电图（图 4-1）：窦性心律，电轴左偏，T 波高尖，ST-T 段改变（Ⅰ、Ⅱ、Ⅲ、aVF、V₃ ~ V₆ 导联），异常 Q 波（Ⅱ、Ⅲ、aVF）；

胸部 CT：双肺感染性病变可能，左心较大。

超声心动图：LVEF 45%，缩短分数 FS 23%，节段性室壁运动障碍（下壁基底段、后壁基底段），左室整体功能减低，二尖瓣、三尖瓣、肺动脉瓣轻度反流。

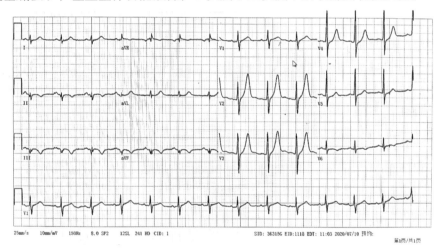

图 4-1　2020 年 7 月 10 日入院时心电图

窦性心律，电轴左偏，T 波高尖，ST-T 段改变（Ⅰ、Ⅱ、Ⅲ、aVF、V₃ ~ V₆ 导联），异常 Q 波（Ⅱ、Ⅲ、aVF）

二、诊断

①冠状动脉粥样硬化性心脏病，急性 ST 段抬高型心肌梗死（下壁），Killip Ⅱ 级；②多器官功能衰竭；③肺部感染；④高脂血症；⑤右肾萎缩，慢性肾功能不全。

三、诊疗过程

患者入院后给予双联抗血小板、扩冠和调脂等治疗。患者存在肝肾功能损伤，给予多烯磷脂酰胆碱保护肝功能，非布司他降低血尿酸。患者肺部感染，体温最高

38.7℃，给予美罗培南抗感染治疗，血培养结果为表皮葡萄球菌阳性，加用万古霉素，用药 2 天后复查白细胞及感染指标，均呈下降趋势（如图 4-8、图 4-9），抗生素降级为头孢哌酮钠舒巴坦钠。患者心电图动态演变过程（如图 4-2 ~ 图 4-7）和心肌损伤标志物动态变化过程（如图 4-10 ~ 图 4-12）。2020 年 7 月 19 日冠状动脉造影示：左前降支中远段弥漫性狭窄 85%，右冠中远段节段性狭窄 95%，于右冠状动脉植入 2.5 mm×20 mm 支架，于前降支植入 2.75 mm×25 mm 支架 1 枚（如图 4-13）。术后复查心电图（如图 4-7）、心肌损伤标志物等均在相对正常范围。为明确心肌存

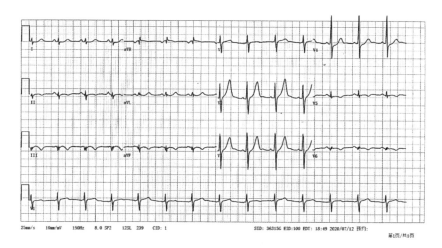

图 4-2　心电图

窦性心律，T 波改变（II、III、aVF、V$_5$ ~ V$_6$），异常 Q 波（II、III、aVF、V$_5$ ~ V$_6$），肢体导联低电压，心电轴左偏（2020 年 7 月 12 日）

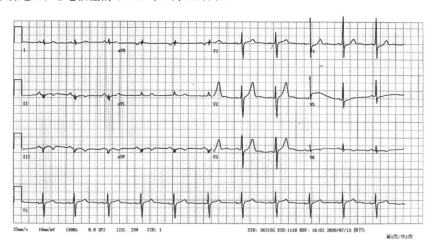

图 4-3　心电图

窦性心律，电轴左偏，ST-T 改变（II、III、aVF、V$_3$ ~ V$_6$），异常 Q 波（II、III、aVF），肢体导联低电压（2020 年 7 月 13 日）

活情况，行心脏磁共振检查提示：左室下壁心肌节段性形态和运动异常，心肌减薄，收缩增厚率降低，心内膜运动幅度减弱，收缩期未见反向运动幅度，右心室形态正常，右心室壁运动协调，二尖瓣可见反流征象。患者术后恢复良好，病情稳定，复查心肌酶、B 型钠尿肽、血生化等相关指标均恢复至正常水平，治疗好转出院。综上所述，根据患者临床症状、心肌损伤标志物、心电图动态衍变及冠脉造影结果，该患者急性心肌梗死诊断明确。出院诊断：①冠状动脉粥样硬化性心脏病，急性 ST 段抬高型心肌梗死（下壁），Killip II 级；②多器官功能衰竭；③肺部感染；④高脂血症；⑤右肾萎缩，慢性肾功能不全。

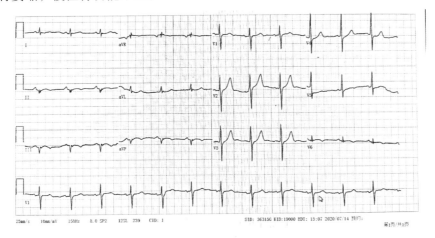

图 4-4　心电图

窦性心律，心电轴左偏，肢体导联低电压，异常 Q 波（II、III、aVF），T 波改变（II、III、aVF，$V_5 \sim V_6$）（2020 年 7 月 14 日）

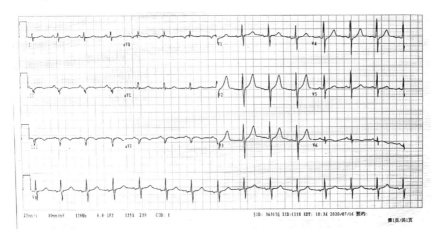

图 4-5　心电图

窦性心律，电轴左偏，异常 Q 波（II、III、aVF），肢体导联低电压，ST-T 段改变（II、III、aVF，$V_3 \sim V_6$）（2020 年 7 月 16 日）

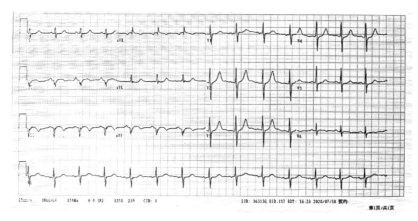

图 4-6 心电图

窦性心律，ST-T 段改变（II、III、aVF，V_6）心电轴左偏，异常 Q 波（II、III、aVF）（2020年 7 月 18 日）

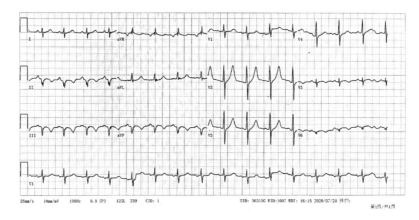

图 4-7 经冠状动脉介入术后心电图

窦性心律，电轴左偏，异常 Q 波（II、III、aVF、V_5、V_6），T 波高尖，ST-T 段改变（2020年 7 月 20 日）

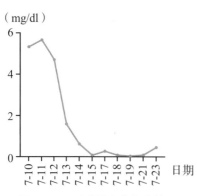

图 4-8 C 反应蛋白变化趋势图

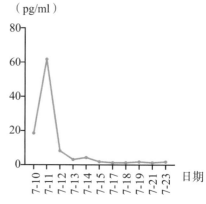

图 4-9 白介素 -6 变化趋势图

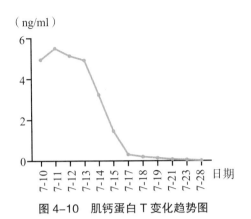

图 4-10 肌钙蛋白 T 变化趋势图

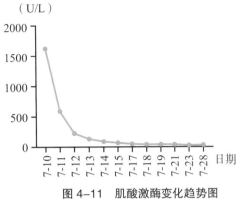

图 4-11 肌酸激酶变化趋势图

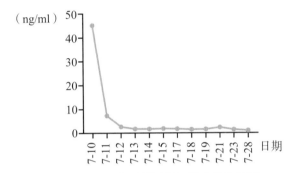

图 4-12 肌酸激酶同工酶变化趋势图

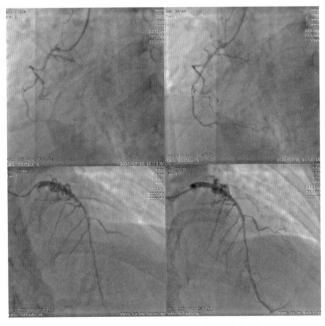

图 4-13 冠脉造影和冠脉支架植入术

左侧分别为右冠和前降支支架植入术前，右侧分别为右冠和前降支支架植入术后

四、分析与讨论

该病例特点：①青年男性，急性起病；②典型缺血性胸痛，疼痛放射至左肩及左上肢，伴心悸、大汗，症状持续 30min 不缓解；③有高脂血症独立危险因素；④心肌损伤标志物肌钙蛋白 T 升高；⑤心电图 II、III、aVF 导联 ST 段抬高并呈动态演变过程；⑥静脉溶栓有效。根据第四版"全球心肌梗死定义"标准[1]，心肌梗死是指急性心肌损伤［血清心脏肌钙蛋白增高和（或）回落，且至少 1 次高于正常值上限（参考值上限值的 99 百分位值）］。同时有急性心肌缺血的临床证据，包括：①急性心肌缺血症状；②新的缺血性心电图改变；③新发病理性 Q 波；④新的存活心肌丢失或室壁节段运动异常的影像学证据；⑤冠状动脉造影或腔内影像学检查或尸检证实冠状动脉血栓。急性 ST 段抬高型心肌梗死（ST-segment elevation myocardial infarction，STEMI）典型的缺血性胸痛为胸骨后或心前区剧烈的压榨性疼痛（通常为 10 ～ 20 min），可向左上臂、下颌、颈部、背部或肩部放射，常伴有恶心、呕吐、大汗和呼吸困难等，部分患者可发生晕厥，含服硝酸甘油不能完全缓解。血清学检查和影像学检查：急性期常规检测心肌损伤标志物水平，优选肌钙蛋白 T，但不应因此延迟再灌注治疗，宜动态观察心肌损伤标志物的演变。超声心动图等影像学检查有助于急性胸痛患者的鉴别诊断和危险分级。既往病史有助于诊断，采集的内容包括冠心病病史（心绞痛、心肌梗死、冠状动脉旁路移植术或经冠状动脉介入术治疗史）、高血压病、糖尿病、外周动脉疾病、脑血管疾病（缺血性卒中、颅内出血或蛛网膜下腔出血）、高脂血症及吸烟等。临床上将急性心肌梗死分为 5 种类型[2]：I 型为自发性急性心肌梗死；II 型为继发于心肌氧供失衡的心肌梗死；III 型为心脏性猝死；IV 型分为 a 型和 b 型，a 型为经冠状动脉介入术相关的心肌梗死，b 型为支架血栓形成引起的心肌梗死；V 型为冠状动脉搭桥手术相关的心肌梗死。该患者于运动后出现胸痛，胸痛部位、持续时间及放射部位均符合典型缺血性胸痛症状，辅助检查心肌损伤标志物肌钙蛋白 T 升高，心电图示 II、III、aVF 导联 ST 段抬高，冠脉造影结果显示前降支中远段 85% 狭窄，右冠中远段 95% 狭窄，所以该患者临床诊断可明确 I 型急性心肌梗死。

该病例需要鉴别的要点之一是热射病心肌损伤。热射病（heat stroke，HS）是热损伤疾病进程中最危险的阶段，其致病原因是机体剧烈运动后或暴露于极端热环境时，体内热量蓄积远超散热而导致的核心体温上升[3]。热射病的心肌损伤在发病第 1 天即可出现，心肌酶表现与急性心肌梗死相似，包括肌酸激酶、肌酸激酶同工酶和肌钙蛋白 I 均不同程度升高。此外，还可表现为早期高动力状态、心脏指数

（cardiac index，CI）增加及外周血管阻力降低，随着心血管损害的加重，逐渐转变为低动力状态。心电图一般会表现为窦性心动过速、室上性心动过速、心房颤动等、传导异常、QT 间期延长、非特异性 ST 段改变等，少数患者可表现为心动过缓。心脏超声检查严重病例可有心脏射血分数降低，伴室壁运动功能减退。该患者从事于热射病高发职业，且为运动后出现症状，伴有多脏器损伤（心肌、肝脏、肾脏），但患者未处于高温、高湿环境下，体温正常，有急性心肌梗死的典型症状，且心电图有典型的动态演变，所以不考虑诊断热射病。

五、诊治体会与启示

早发冠心病（coronary heart disease，CHD）是临床上常见的心脏病，主要指男性年龄小于 55 岁、女性年龄小于 65 岁，出现冠状动脉狭窄或供血不足，心脏功能下降，也被称为早发缺血性心脏病。该患者年龄 32 岁，发生急性心肌梗死，属于早发冠心病。高血压、血脂、糖代谢异常和吸烟均为导致 CHD 的危险因素。既往多项研究表明，血脂代谢异常是 CHD 的独立危险因素[4]，病例组的血清甘油三酯水平远远高于对照组，且可能会影响血管内皮细胞组织型纤溶酶原激活物抑制剂 mRNA 降解，促进冠心病的发生[5-6]。热射病根据病因可分为经典型热射病（classical heat stroke，CHS）和劳力型热射病（exertional heat stroke，EHS）[7]。CHS 常见于年幼者、孕妇和年老体衰者，或者有慢性基础疾病或免疫功能受损的个体。EHS 常见于健康青年人，比如在夏季参训的官兵、运动员、消防员、建筑工人等，发病时一般伴有暴露于高温环境史，并且常于高强度运动后发生。热射病的心脏损害也可表现为胸痛，心肌酶升高、心力衰竭、心律失常[8]，其临床表现与急性心肌梗死相似，发病年龄与冠心病相接近。因此应当注意两者之间的鉴别诊断。

参考文献

［1］中华医学会心血管病学分会，中华心血管病杂志编辑委员会 . 急性 ST 段抬高型心肌梗死诊断和治疗指南（2019）［J］. 中华心血管病学 2019，47（10）：766-783.

［2］彭建军，王汝朋 . 心肌损伤及梗死分型及临床意义［J］. 中国临床医生杂志，2019，47（4）：382-385.

［3］林慧艳，娄云鹏，莎宁，等 . 劳力型热射病早期识别对预后的影响——附 1 例死亡报告［J］. 解放军预防医学杂志，2020，38（3）：15-16.

［4］周指明，孙顺昌，陈军，等 . 深圳市宝安区早发冠心病环境危险因素分析［J］. 实用预防医学，2015，2 2（4）：424-427.

［5］李志立，王洪涛，张薇，等.青年冠心病患者危险因素及冠状动脉病变的临床分析［J］.中国心血管病研究，2013，11（2）：92-94.

［6］路航.早发冠心病的危险因素及冠脉病变特点分析［J］.中国疗养医学，2019，28（4）：348-351.

［7］骆德强，陈自力.劳力型热射病国内外防治现状［J］.解放军医学杂志，2017，42（8）：737-742.

［8］王惜诵，宋青.热射病合并心血管功能损害的研究进展［A］.全国科研理论学术研究成果汇编（三）［C］.北京：中国环球文化出版社，2020：136-140.

（张然　解放军总医院第一医学中心）

病例 5

剧烈运动后高热、昏迷、全身多处瘀斑

一、病例摘要

患者，男，20岁，某大学二年级学生，2016年8月11日23：40入院。

1. 主诉

军训后突发意识障碍6小时余。

2. 现病史

患者于2016年8月11日8：00—17：00（日间最高气温34.3℃，相对湿度＞60%）进行军训，17：00左右着长衣长裤跑1500 m（用时20 min）后自觉头晕，意识不清，立即被送至我院急诊。约19：00至急诊科，当时患者呈昏迷状态，格拉斯哥昏迷评分（Glasgow coma scale，GCS）5分，测体温（腋温）39.9℃，心率120次/分，血压115/62 mmHg，呼吸频率40次/分。双侧瞳孔等大等圆、直径约3 mm，对光反射均迟钝；双肺呼吸音粗，未闻及明显干湿啰音，四肢肌张力升高，躯干及四肢散在红色瘀斑，巴氏征阴性。初步诊断：劳力型热射病。急诊科予物理降温、地西泮镇静、复方氯化钠补液等治疗。当日22：30心电及血氧饱和度监护，示经皮氧饱和度下降至85%，急查血气示：I型呼吸衰竭。病情危重，收至重症医学科。

3. 既往史

既往体健，否认传染病史，否认手术、外伤等病史，家族史无异常。

4. 发病诱因

高温高湿（最高气温34.3℃，相对湿度≥60%）环境进行军训，着长衣长裤跑1500 m（约20 min）。

5. 入院查体

昏迷状态（GCS评分5分），球结膜明显水肿，双侧瞳孔等大等圆，直径约1 mm，对光反射均迟钝。双肺呼吸音粗，右下肺呼吸音低，双下肺可闻及少量湿啰音，心律齐，心脏各瓣膜听诊区未闻及病理性杂音，腹胀，肠鸣音约1次/分。四肢肌张力升高，四肢肌肉肿胀。四肢皮肤散在瘀斑。

6. 辅助化验检查

1）实验室检验值

血常规：白细胞计数 8.22×10^9/L、中性粒细胞百分比 85.2%、红细胞计数 4.17×10^{12}/L、血红蛋白 136 g/L、血小板 60×10^9/L。

凝血：凝血酶原时间 15.7 s、凝血酶原活动度 52%、活化部分凝血活酶时间 25.6 s、国际标准化比值 1.43、纤维蛋白原含量 1.75g/L、凝血酶时间 14.5 s、D- 二聚体 298 μg/L。

血生化：谷丙转氨酶 75 U/L、谷草转氨酶 125 U/L、尿素氮 8.9 mmol/L、肌酐 150.7 μmol/L、总胆红素 37.1 μmol/L、直接胆红素 17.1 μmol/L、淀粉酶 347 IU/L、乳酸脱氢酶 439 IU/L、肌酸激酶 4063 U/L、肌酸激酶同工酶（质量法）10.54 ng/ml、全血肌钙蛋白 I 0.69 ng/ml；尿淀粉酶 41 IU/L。

动脉气分析加离子分析：pH 7.29、氧分压 50 mmHg、二氧化碳分压 30 mmHg、乳酸 1.8 mmol/L、标准碱剩余 –0.5 mmol/L。

急性生理与慢性健康评分（acute physiology and chronic health evaluation，APACHE II）37 分。

2）影像学检查（图 5-1）

头颅 CT：轻度脑水肿。

肺部 CT：双下肺斑片影、少量渗出影。

腹部 CT：腹胀、胃肠积气、肠管扩张、肠道水肿、腹腔积液，胃肠内大量食物及粪便潴留。

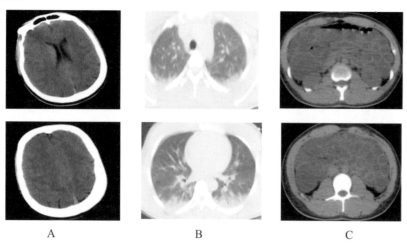

| A | B | C |

图 5-1　影像学检查（A ~ C）

A. 头颅 CT；B. 肺 CT；C. 腹部 CT

二、诊断

①劳力型热射病;②弥散性血管内凝血;③横纹肌溶解综合征;④急性肝功能损伤;⑤急性肾损伤;⑥I型呼吸衰竭;⑦吸入性肺炎;⑧多器官功能障碍综合征(中枢、心脏、肺、肾、肝、消化道)。

三、诊疗经过

1. 现场救治

患者于 2016 年 8 月 11 日 17:20 左右发病,立即送我院急诊就诊。

2. 转运后送

救护车转运,19:00 左右至急诊科。

3. 首诊科室(急诊科)救治

入急诊科时呈昏迷状态(GCS 评分 5 分),测体温 39.9℃(腋温),心率 120 次/分,血压 115/62mmHg,呼吸频率约 40 次/分;双肺呼吸音粗,未闻及明显干湿啰音;四肢肌张力升高;躯干及四肢散在瘀斑。诊断为劳力型热射病。予物理降温、地西泮镇静、复方氯化钠补液等治疗。当日 22:30 心电及血氧饱和度监护示经皮氧饱和度下降至 85%,急查血气示:I型呼吸衰竭。

4. 重症医学科治疗方案

①立即予经口气管插管接呼吸机辅助呼吸,予冰毯机、冰帽降温(图 5-2),持续心电监护、监测体温(图 5-3)、记录每小时尿量、24 小时出入量(图 5-4);②存在急性肝、肾功能损伤,予保肝、退黄、床旁连续肾脏替代(continuous renal replacement therapy,CRRT)治疗,并维持水、电解质、酸碱平衡;③存在轻度脑水肿,予镇静、亚低温、冬眠合剂、甘露醇减轻脑水肿,应用脑电图监测脑功能(图 5-5);④存在吸入性肺炎合并急性呼吸窘迫综合征(acute respiratory distress syndrome,

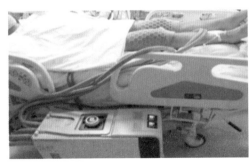
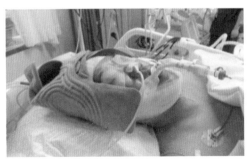

A   B

图 5-2 亚低温治疗电冰毯、冰帽降温(A、B)

ARDS），予美罗培南抗感染，甲泼尼龙琥珀酸钠及乌司他丁抑制炎症反应；⑤严重胃肠道功能障碍，予禁食、持续胃肠减压、加强灌肠通便，并予生长抑素、奥美拉唑改善胃肠道功能，预防肠源性菌血症。

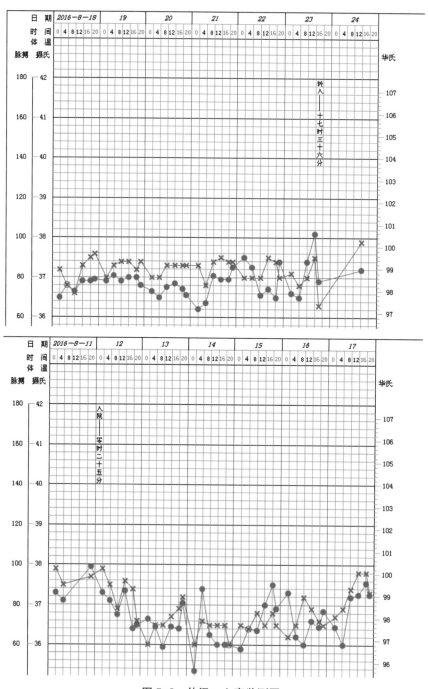

图5-3 体温、心率监测图

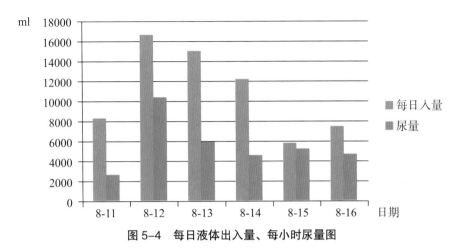

图 5-4　每日液体出入量、每小时尿量图

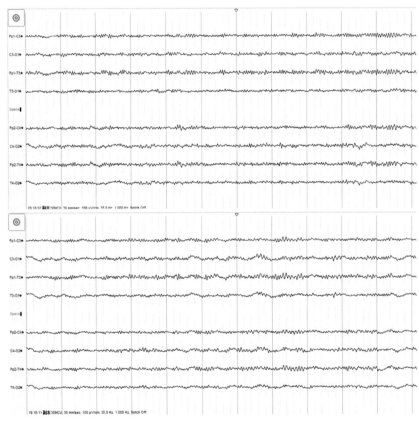

图 5-5　脑电图监测图

对意识障碍的热射病患者进行持续脑电图监测可有助于早期发现异常波形，如低幅慢波、癫痫波、双极重叠波等，热射病的脑电图改变往往能够随着病情的缓解而完全恢复且无后遗症。本例脑电图监测无明显癫痫波及其他异常波形。

8月12日复查 B 型钠尿肽 135 pg/ml、全血肌钙蛋白 I 0.69 ng/ml、肌酸激酶同工酶 16.02 ng/ml；心脏超声示三尖瓣反流（少量），左室收缩功能正常低限，左室 EF 52%，考虑存在心功能不全，予左西孟旦改善心功能及营养心肌、调整液体平衡治疗；复查血小板 49×10^9/L、纤维蛋白原含量 1.39 g/L、凝血酶原活动度 43%、活化部分凝血活酶时间 144.3 s、D- 二聚体 1301 μg/L，予补充凝血底物（血小板、纤维蛋白原、凝血酶原混合物、血浆）改善凝血功能，并予低分子量肝素钙注射液皮下注射，监测凝血功能（图 5-6）、血栓弹力图（图 5-7）。8月16日停镇静药物后，患者神志清楚，生命体征稳定，氧合指数 ≥ 300 mmHg（呼吸机支持条件：PS 10 ~ 12 cmH$_2$O，PEEP 5 ~ 6 cmH$_2$O，FiO$_2$ 35%），于 8月17日拔除气管插管，复查肺 CT 示双下肺少量积液，右肺实变影（图 5-8A），考虑吸入性肺炎未完全好转，

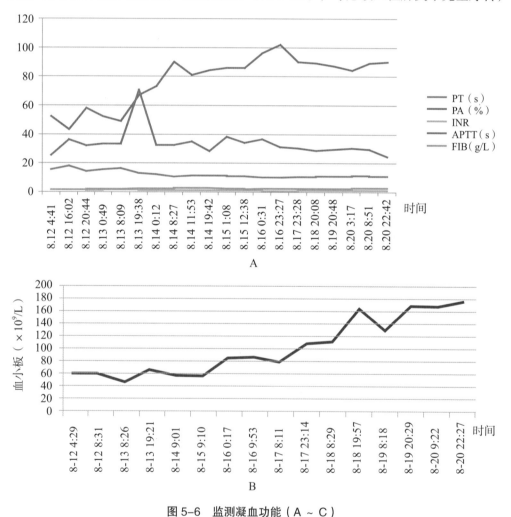

图 5-6 监测凝血功能（A ~ C）

A. 凝血功能趋势图；B. 血小板趋势图；C. D- 二聚体趋势图

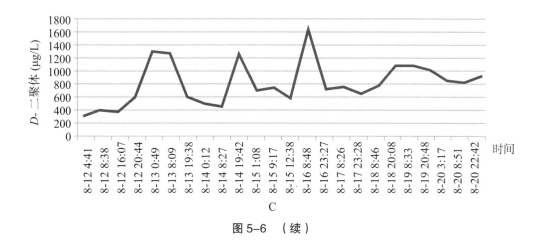

C

图 5-6 （续）

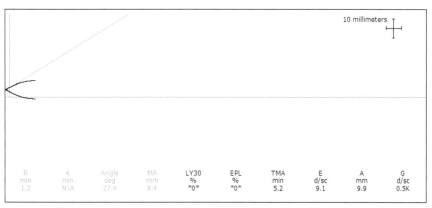

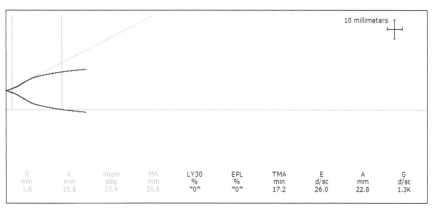

图 5-7 血栓弹力图

凝血因子活性高，纤维蛋白原功能低，血小板功能低，R 值 3.93 min，最大振幅（Maximum amplitude，MA）值 42.1 mm。血小板检测结果显示：花生四烯酸（Arachidonic Acid，AA）抑制率 54.4%，二磷酸腺苷（Adenosine diphosphate，ADP）抑制率 85.3%，ADP 的 MA 值 8.4 mm。

Sample: 2016/8/12 16:11-16:20

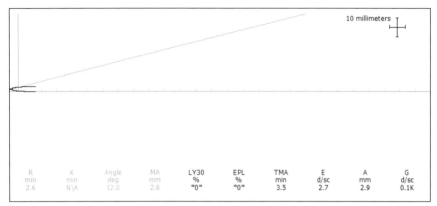

10 millimeters

| R
min
2.6 | K
min
N\A | Angle
deg
12.0 | MA
mm
2.6 | LY30
%
"0" | EPL
%
"0" | TMA
min
3.5 | E
d/sc
2.7 | A
mm
2.9 | G
d/sc
0.1K |

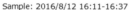

意识障碍原因待查   Sample: 2016/8/12 16:11-16:37

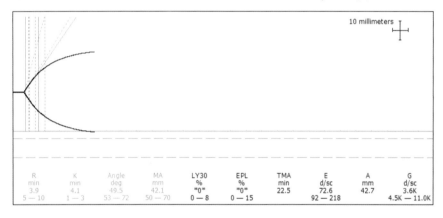

10 millimeters

| R
min
3.9
5 — 10 | K
min
4.1
1 — 3 | Angle
deg
49.5
53 — 72 | MA
mm
42.1
50 — 70 | LY30
%
"0"
0 — 8 | EPL
%
"0"
0 — 15 | TMA
min
22.5 | E
d/sc
72.6
92 — 218 | A
mm
42.7 | G
d/sc
3.6K
4.5K — 11.0K |

图 5-7 （续）

继续予美罗培南、激素治疗，予加强雾化、叩背促进痰液排出；腹部 CT 示腹腔积液减少、腹胀明显好转，胃肠道潴留物仍明显（图 5-8B），继续予抑酸、增强胃动力、通便治疗；复查头 CT 示脑水肿好转（图 5-8C），停用甘露醇；复查肌酸激酶 945 U/L、肌红蛋白 141.9 μg/L，肌酐 64.1 μmol/L，尿素氮 4.30 mmol/L，尿量 150 ～ 300 ml/h，停 CRRT。经积极治疗，患者呼吸、循环稳定，神志清楚，可自主进食，肢体活动灵活，复查化验提示心功能、肾功能、凝血功能（图 5-6A）、血小板指标（图 5-6B）均正常，复查血栓弹力图（图 5-9）各指标较前好转。复查肺 CT 未见异常。但停镇静药物后患者间断出现幻听、被害妄想，2016 年 8 月 19 日头 MRI、头增强 MRI 未见异常，诊断"谵妄状态"（恢复期精神障碍），转神经内科继续治疗。患者仍间断出现谵妄症状，查脑脊液常规、生化、免疫相关抗体：未见异常；脑功能检测：脑电图轻度异常，S_2 ～ S_7 降低及缺损，并且乙酰胆碱结构欠正常，脑功能状态欠佳；多巴胺增高，乙酰胆碱类强兴奋介质略增高。患者遗留精神症状，应家属要求出院。

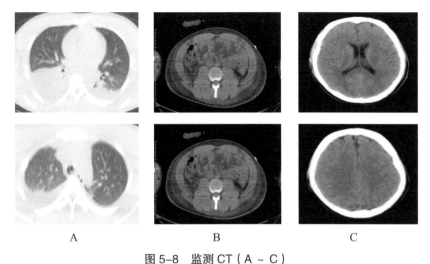

图 5-8 监测CT（A ~ C）

A.8 月 17 日肺部 CT；B. 8 月 17 日腹 CT；C.8 月 17 日头 CT

Sample: 2016/8/16 17:47-17:56

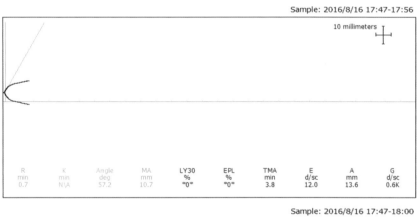

Sample: 2016/8/16 17:47-18:00

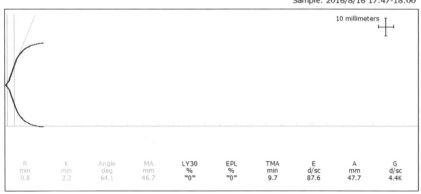

图 5-9 复查血栓弹力图

凝血因子活性正常，纤维蛋白原功能正常，血小板功能低，R 值 5.8 min，MA 值 48.9 mm。肝素酶对比检测结果显示肝素无残留或未起效。血小板检测结果显示：AA 抑制率 5.3%，ADP 抑制率 91.6%，ADP 的 MA 值 10.7 mm。

Sample: 2016/8/16 17:38-17:45

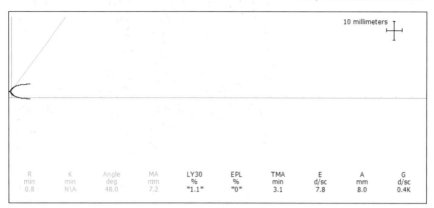

| R min 0.8 | K min N\A | Angle deg 48.0 | MA mm 7.2 | LY30 % "1.1" | EPL % "0" | TMA min 3.1 | E d/sc 7.8 | A mm 8.0 | G d/sc 0.4K |

意识障碍原因待查   Sample: 2016/8/16 15:25-16:00

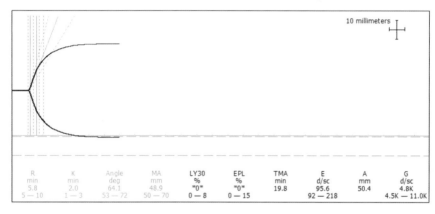

| R min 5.8 5 — 10 | K min 2.0 1 — 3 | Angle deg 64.1 53 — 72 | MA mm 48.9 50 — 70 | LY30 % "0" 0 — 8 | EPL % "0" 0 — 15 | TMA min 19.8 | E d/sc 95.6 92 — 218 | A mm 50.4 | G d/sc 4.8K 4.5K — 11.0K |

图 5-9　（续）

5. 预后

出院后随访半年，患者服用精神科药物控制病情，患者自感上课（大学课程）注意力不能很好地集中，学习效率及成绩较发病前下降。

四、讨论与分析

问题 1：本病例以中枢神经系统表现为首发症状，如何鉴别诊断？

本病例患者发病后很快出现意识不清，四肢肌张力升高。需与其他中枢神经系统疾病鉴别：①脑血管病：常见包括脑出血、脑梗死、蛛网膜下腔出血、烟雾病等以血管问题为基础的疾病，多表现为意识状态、肢体活动、言语等改变，此类患者多伴有高血压、糖尿病、血管畸形等基础疾病，发病早期一般无发热和神经系统以外的其他器官损伤，影像学检查多可明确病灶。本患者为青年男性，根据病史、临床表现、影像学表现可排除该诊断。②脑炎、脑膜炎：一般根据病原体不同可分为细菌性、病毒性、真菌性、结核性等。部分患者可有诱因、流行病学特点等，临床症状与可与热射病表现相似，可表现为高热、头疼、抽搐等，但发病与环境因素及剧烈体力活动无关，多通过病史可以鉴别。③癫痫：为发作性疾病，既往有反复发作病史，通常无发热、多无其他器官受损，脑电图检查可见异常波，非运动时间可发作。根据脑电图监测、临床表现与该诊断不符。

问题2：热射病如何把握气管插管指征与时机？

该患者存在意识障碍，需要进行气道保护，应早期积极进行气管插管。气管插管指征包括：①意识障碍，谵妄且躁动不安、全身肌肉震颤、抽搐样发作等症状；②深镇静状态；③气道分泌物多，且排痰障碍；④有误吸风险或已发生误吸；⑤呼吸衰竭，且氧合状况有进行性恶化趋势；⑥血流动力学不稳定，对液体及血管活性药物反应欠佳。需要说明的是，气管插管和机械通气的决策应主要基于对临床情况的评估，而不是完全根据动脉血气结果决定，因为在高热状态下很难定义动脉血气的正常值。另外，也不建议早期行气管切开术，因为患者多合并严重的凝血功能障碍，过于积极的气管切开可能导致难以控制的局部出血。

问题3：热射病时体温控制目标与措施如何制定？

目标温度管理（targeted temperature management，TTM）是指在特殊的患者群体中实现并维持特定核心温度以改善临床预后的一种治疗策略。对于热射病而言，精确的体温管理尤为重要，病死率与体温过高及高热持续时间密切相关[1]，如果初始降温延迟30min，即便后期降温达到目标，损害仍持续。因此，快速、有效、持续降温是首要治疗措施，要求整个住院治疗期间持续实施TTM。

现场降温目标：核心温度在 30 min 内迅速降至 39.0℃以下，2 h 内降至 38.5℃以下。可根据实际情况采取以下降温措施：①蒸发降温，用凉水向皮肤喷洒或喷洒水雾，同时配合持续扇风；②冷水浸泡，使用浴桶、油布、水池等将患者颈部以下浸泡在冷水（2% ~ 20%）或室温水中；③冰敷降温，使用冰袋或头戴冰帽或头枕冰枕；④体内降温，用 4 ~ 10℃生理盐水胃管灌洗或直肠灌洗。

入院后仍需持续体温监测，如果核心温度仍高于目标温度（直肠温度在37.0 ~ 38.5℃），则应继续降温治疗。具体措施包括：①用于现场急救的降温措施；②控温毯；③血管内热交换降温；④连续性血液净化治疗；⑤药物降温，如丹曲林。

问题4：热射病时凝血功能紊乱有哪些表现？结合病例，如何监测与治疗？

热射病时，直接热损伤和热相关肝功能异常均会导致凝血功能障碍，临床表现为皮肤瘀点、瘀斑及穿刺点出血、结膜出血、黑便、血便、咯血、血尿、心肌出血、颅内出血等。

在本例中，每 4 小时监测凝血酶原时间（prothrombin time，PT）、活化部分凝血活酶时间（activated partial thromboplastin time，APTT）、*D*-二聚体、纤维蛋白原含量（fibrinogen，FIB）、血小板计数（platelet count，PLT）等凝血指标，直至指标稳定；血栓弹力图监测在本例患者诊断和治疗过程中可及时有效地帮助快速诊断病情、提示治疗方向、帮助评估病情。热射病时血栓弹力图（thromb elastography，TEG）可表现为*R*时间延长、*α*角减小和*K*时间延长、MA减小。本患者发病初期已出现DIC倾向，化验凝血功能（图5-6A）、*D*-二聚体（图5-6C）迅速变差，查血栓弹力图（图5-7），符合热射病初期"代偿期DIC"表现，帮助早期识别病情，并指导及时抗凝治疗，患者凝血功能快速改善，复查TEG（图5-9）明显好转。

治疗方法：①补充凝血底物，补充血小板、纤维蛋白原、凝血酶原混合物、血浆等改善凝血功能；②适时抗凝以减少凝血物质的过度消耗，可应用胃肠外抗凝药物抗凝，如予低分子量肝素钙注射液皮下注射。

五、诊治体会与启示

（1）早期快速识别劳力型热射病、及时快速做出鉴别诊断是治疗成功的第一步。

（2）应用脑电图及血栓弹力图监测快速准确地实时评估病情，可为正确诊疗方向提供依据。

（3）早期脑保护、气管插管、早期镇静合并亚低温治疗、快速启动抗感染、监测凝血功能并补凝抗凝治疗、快速改善肠应激性肠梗阻、持续CRRT肾脏保护、改善横纹肌溶解综合征，维持水液、电解质平衡及各脏器功能支持治疗是救治取得最终成功的重要部分。

参考文献

［1］全军热射病防治专家组，全军重症医学专业委员会.中国热射病诊断与治疗专家共识［J］.解放军医学杂志，2019.44（3）：181-196.

（周丽丽、巩义春、孟祥红、张玉想　解放军总医院第八医学中心）

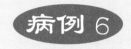

紧急拉动演练、高热、昏迷、少尿、多部位广泛出血

一、病例摘要

患者，男，22岁，战士。2019年7月25日因高强度训练出现高热伴意识不清入院。

1. 主诉

训练中出现高热伴意识不清1天。

2. 现病史

患者于2019年7月24日上午（邢台，温度38℃、湿度56%）全副武装行紧急拉动演练，在搭帐篷和伪装网过程中出现头晕、发热，腋温最高40℃。12：00随队卫生人员给予冰袋降温、酒精擦浴未见好转，急送至当地县中医院急诊。期间意识不清，大小便失禁，因病重，救治条件有限，未予处置，即转送至当地市级医院。查头颅CT排除脑出血，立即给予气管插管后转入ICU，19：00行持续床旁血滤，并补液、灌肠、冰帽降温，肛温最高42℃，约22：00降至38℃，尿色由酱油色变血色，血小板急剧下降，应用去甲肾上腺素升压，解放军总医院、解放军总医院第七医学中心及我院专家到场指挥救治，后因病情危重，凌晨2：00至3：55紧急转至我院；途中口咽、胃、膀胱、穿刺部位广泛出血，总量为2500～3000 ml。

3. 既往史

既往体健，无特殊疾病史，无手术外伤史；无饮酒嗜好，吸烟3年，平均10支/天。

4. 入院查体

体温37.5℃，心率110次/分，血压160/70 mmHg，呼吸30次/分，经皮血氧饱和度100%；患者鼻腔、口腔出血（图6-1）。经口气管插管，皮温稍高，急性病容，呼之不应，双侧瞳孔缩小，直径约1 mm，光反射消失，双眼向下凝视，球结膜充血水肿，口鼻持续渗血，牙关紧咬牙垫，因牙龈出血，应用纱布填塞，颈抵抗，双肺呼吸音明显增粗，未闻及干湿性啰音及胸膜摩擦音；心率 110 次 / 分，律齐，各瓣膜听诊区未闻及杂音；腹软，未触及包块，肝脾肋下未触及，肠鸣音正常，右侧腹股沟留置双腔透析导管，导管周围皮肤肿胀瘀紫约 10 cm×10 cm，留置尿管，可见血性尿，双下肢无水肿，肌力查体不能配合，有阵发性肌肉痉挛，四肢肌张力增高，双侧 Hoffmann 征、Babinski 征及 Kernig 征均阴性。急性生理与慢性健康（acute physiology and chronic health evaluation Ⅱ，APECHE Ⅱ）评分 18 分。

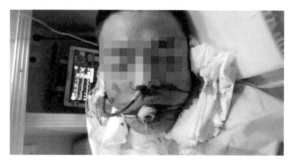

图 6-1　患者鼻腔、口腔出血

5. 辅助检查

1）实验室检验值

血常规（图 6-2）：白细胞计数 $10×10^9$/L，中性粒细胞百分比 91.7%，血红蛋白 99 g/L，血小板计数 $32×10^9$/L；

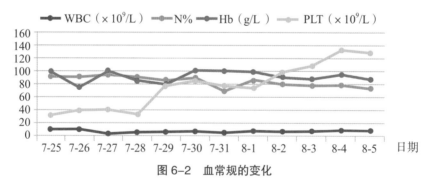

图 6-2　血常规的变化

凝血功能（图 6-3）：凝血酶原时间 20.5 s，纤维蛋白原含量 1.77 g/L，凝血酶时间（超范围）。D- 二聚体 3.622 mg/L；血气分析：pH 7.46，氧分压 187 mmHg，二氧化碳分压 23.3 mmHg，标准碱剩余 –5.7 mmol/L，乳酸 2.9 mmol/L；

血生化（图 6-4）：钾 3.6 mmol/L，钙 1.94 mmol/L，肌酐 101 μmol/L，白蛋白 33 g/L，总胆红素 16.5 μmol/L，谷丙转氨酶 65.4 U/L，谷草转氨酶 114.7 U/L，肌酸激酶 868 U/L，肌酸激酶同工酶 51 U/L，血淀粉酶 413 IU/L，乳酸脱氢酶 630 IU/L，肌红蛋白 667 ng/ml，B 型钠尿肽 755.92 pg/ml；

尿常规：酮体阳性（++）、蛋白阳性（+++）、尿潜血阳性（+++）、白细胞阳性（+++）；

便常规：大便潜血阳性（+）。

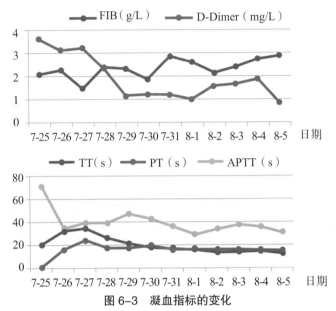

图 6-3　凝血指标的变化

FIB：纤维蛋白原；D-Dimer：D-二聚体；TT：凝血酶时间；PT：凝血酶原时间；APTT：部分活化凝血酶原时间

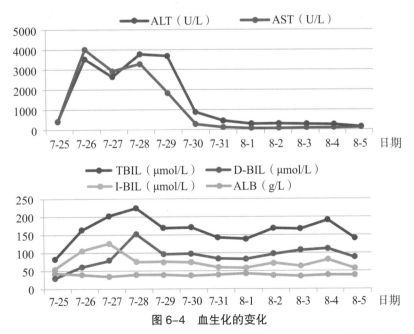

图 6-4　血生化的变化

ALT：谷丙转氨酶；AST：谷草转氨酶；TBIL：总胆红素；D-BIL：直接胆红素；I-BIL：间接胆红素；ALB：白蛋白；CK：血清肌酸激酶；CK-MB：血清肌酸激酶同工酶

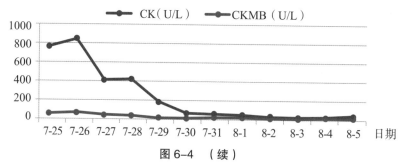

图 6-4 （续）

2）影像学检查

肺部 CT：双侧胸腔积液、肺不张（图 6-5）；

心电图：窦性心律，长 QT 间期；

头颅 CT：未见异常。

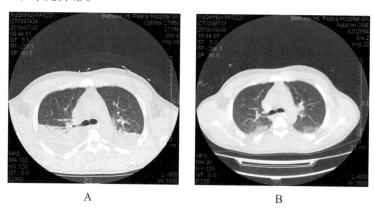

图 6-5 肺部 CT 表现双侧胸腔积液、肺不张（A、B）

二、诊断

①热射病（劳力型、重度）；②消化道出血；③口外伤；④凝血功能障碍；⑤失血性贫血；⑥急性肝功能衰竭；⑦急性肾功能损伤；⑧急性心肌损伤；⑨电解质紊乱 低钾低钙血症；⑩低蛋白血症。

三、诊疗过程

1. 现场救治

患者于 2019 年 7 月 24 日上午发病，12：00 随队卫生人员给予冰袋降温、酒精擦浴，未见好转。

2. 转运后送

急送至当地县中医院急诊，期间意识不清，大小便失禁，因病重，救治条件有限，未予处置，即转送至当地市级医院，查头 CT 除外脑出血，立即给予气管插管后转入 ICU，19：00 行持续床旁血滤，并补液、灌肠、冰帽降温，肛温最高 42℃，约 22：00 降至 38℃，尿色由酱油色变血色，血小板急剧下降，应用去甲肾上腺素泵入升压，解放军总医院、解放军总医院第七医学中心及我院专家到场指挥救治，后因病情危重，凌晨 2：00 至 3：55 紧急转至我院；途中口咽、胃、膀胱、穿刺部位广泛出血，总量为 2500 ～ 3000 ml。

3. 重症医学科治疗方案

入院后给予呼吸机辅助通气、床旁血液净化、补充成分血、开通肠内营养等治疗。入院后第 2 日患者肝功能迅速恶化（总胆红素 258.2 μmol/L，谷丙转氨酶 3707 U/L，谷草转氨酶 3346 U/L），行血浆置换（图 6-6）并加强保肝治疗，持续血滤中加人工肝灌流器降黄治疗；并给予氨甲环酸降纤溶、甲泼尼龙琥珀酸钠抗炎，后期应用胸腺法新、静脉输注人免疫球蛋白增强免疫；期间胸部 X 线片示右中下肺实变，调整抗感染治疗，并间断床旁纤维支气管镜下吸痰改善痰液引流；积极治疗后第 5 日，患者肝功能和血凝明显改善：总胆红素 142 μmol/L，谷丙转氨酶 477.8 U/L；凝血酶原时间 16.6 s，纤维蛋白含量 2.55g/L，凝血酶时间 16s，活化部分凝血活酶时间 39.1 s，D- 二聚体 1.11 mg/L；逐渐减血浆置换量及床旁血滤时间；第 8 日停镇静剂唤醒，有遵嘱握手、睁眼动作；第 11 日拔除气管插管，顺利脱机；因脱机后失声，第 21 日查喉镜（图 6-7）：双声带处于外展位，内收差，为进一步神经康复，转入普通病房，开始康复锻炼（图 6-8），经过肢体锻炼、书写、发声训练、针灸理疗，第 34 日拔除空肠管，完全经口进食。9 月 13 日复查头颅磁共振小脑片状低密度区，患者仍有言语不利、四肢运动协调性差，精细动作差，平衡差，双手运动性抖动，自主行走距离短且不稳定，考虑小脑功能障碍，开始高压氧治疗 2 周，仍无明显改善。因我院康复治疗条件有限，转解放军总医院康复科继续康复治疗。

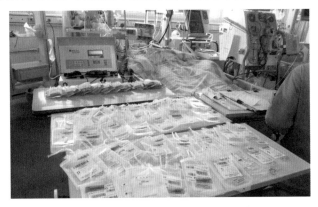

图 6-6　患者治疗（血浆置换）应用血液制品

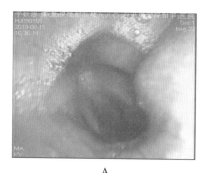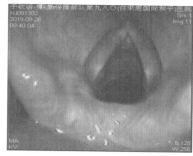

A   B

图6-7 喉镜双声带处于外展位，内收差（A、B）

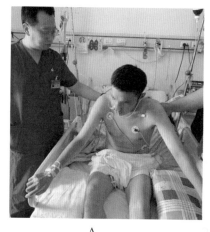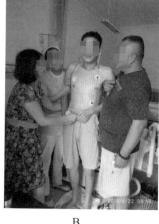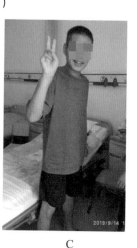

A   B   C

图6-8 患者康复治疗中（A～C）

4. 预后

1年后随访，可自主行走，言语较前流利，精细动作、协调性有改善，但仍未恢复正常。

四、分析与讨论

问题1：热射病患者何时开始转运？

危重症热射病患者及时安全转运是救治成功的保证。对于确诊热射病或疑似患者，在现场处理后应尽快组织转运后送至就近有救治经验的医院，以获得更高级别的救治。转运前充分评估获益与风险，当获益大于风险时才适合转运后送，并采用可实现的最快捷交通工具以实施安全、有效转运后送。边降温边转运。共识建议的转运后送指征[1]：①体温＞40℃；②实施降温治疗（抬到阴凉地方、洒水、浸泡、扇风等）30 min后体温仍＞40℃；③意识障碍无改善；④现场缺乏必要的救治条件。尽管当时该患者处于休克状态和弥散性血管内凝血（disseminated intravascular coagulation，DIC）前期，途中转运风险极大，为使患者利益最大化，果断地决定转院，经过充分准备和统一协调指导，成功完成转运任务，为后期救治奠定了基础，后期的救治成功进一步证实了当时决策的正确性。

问题2：热射病中枢神经系统损伤有哪些表现与特点？

中枢神经系统功能障碍是热射病主要特征之一。早期可出现谵妄、嗜睡、癫痫发作、昏迷等症状；还可出现其他神经系统异常表现，包括行为怪异、幻觉、角弓反张、去大脑强直等；部分患者后期可遗留长期的中枢神经系统损害，主要表现为注意力不集中、记忆力减退、认知障碍、语言障碍、共济失调等。热射病患者早期即可出现脑水肿[2]，但大部分可逆，通过 MRI、CT 影像学和病理学观察发现，易损区主要位于小脑和海马体，可出现明显的共济失调、构音障碍、认知和记忆障碍等永久性神经系统功能障碍。该病例中患者出现构音障碍、共济失调，最终确定是因小脑损伤所致，尽管后期积极进行了高压氧和康复锻炼，但最终未能完全缓解。早期对这类神经系统损伤的认识和处置可能会提高患者远期预后。

问题3. 凝血功能障碍的治疗方案如何制定？

凝血功能障碍的治疗包括替代治疗和抗凝治疗；热射病的凝血紊乱推荐进行目标导向的替代治疗，即以常规凝血监测指标或血栓弹力图（thrombelastograph coagulation analyzer，TEG）、凝血与血小板功能分析仪等全血监测设备为目标指导替代治疗及抗凝治疗，抗凝治疗的意义在于通过抗凝减少凝血物质的过度消耗，从而达到中断 DIC 发展的病理生理过程。该病例存在高热激活凝血酶及创伤失血致凝血因子消耗，初期积极补充成分血：红细胞 17.5 U，冰冻血浆 19670 ml，冷沉淀 126 U，机采血小板 8 人份；人纤维蛋白原 10 g 等纠正凝血异常，并通过凝血分子标志物联合 TEG 等全血功能监测设备判断抗凝时机，避免血栓形成。

问题4. 急性肝功能衰竭如何治疗？

肝脏损伤是热射病常见的并发症，也是导致患者死亡的重要原因之一。当热射病发生后，肝脏血流量减少，同时由于并发 DIC，肝脏内形成广泛微血栓，使肝脏缺血缺氧，最终导致肝损伤。极少数病例可表现为暴发性肝衰竭，发生率约为5%，热射病肝损伤的病理特征是肝小叶中心变性和坏死伴实质损害，但发病早期腹部 B 超和肝脏 CT 通常无明显异常。通过肝功能化验指标可动态反映肝损伤程度及变化。谷草转氨酶、谷丙转氨酶和乳酸脱氢酶在发病数小时内即迅速升高，3～4天达峰值；而胆红素通常在发病24～72 h 开始升高。肝损害还可导致凝血因子合成减少，加剧凝血功能障碍。该病例24 h 内出现急性肝功能衰竭，经积极血浆置换、血滤清除炎症因子（行血浆置换 8 次，累计置换血浆 15 000 ml）；床旁血滤共计 170 h；

人工肝灌流 2 次，在 1 周内肝功能衰竭得以纠正。

问题 5. ICU 医院感染如何防控？

这是一个关系到患者安危、医疗质量的重要问题，该病例留置多种有创管路，感染风险大，初始即给予广谱覆盖革兰氏阴性杆菌、革兰氏阳性球菌抗感染治疗，且持续镇静、脑保护、抑制气道、保护反射，反复经床旁支气管镜清除痰液，防治院内获得性感染，监测床旁胸部 X 线片肺部情况控制可；在 7 月 31 日出现寒战高热，立即留取中心静脉及外周血培养，并考虑导管相关血流感染可能性大，及时更换中心静脉管路，后体温逐步改善，监测血常规白细胞无明显波动，在 8 月 3 日两份血培养均提示多重耐药肺炎克雷伯菌，支持导管相关菌血症，升级抗感染为多黏菌素 B 联合美罗培南，感染迅速控制；院感的防控是 ICU 日常工作内容，需要每个医护人员严格落实各项医疗护理操作规范，密切监测各项相关指标，及时处理发现问题。

五、诊治体会与启示

（1）早期降温和及时转运至有救治能力的医院是救治成功关键。患者早期病情来势凶猛，迅速出现凝血和多器官功能障碍，威胁生命安全，同时因考虑当地医疗救治条件有限，后期治疗血源需求量大，在宋青组长（解放军总医院第一医学中心）果断决策和朱世宏主任（解放军总医院第七医学中心）的充分准备和协调指导下，成功完成转运任务，为后期救治奠定了基础。

（2）医院和部队充足的血源是患者救治成功的重要保证。救治过程中共消耗血制品近 30 000 ml（红细胞 17.5 U，冰冻血浆 19670 ml，冷沉淀 126 U，机采血小板 8 U）。

（3）多种脏器支持手段的早期联合应用，是救治成功的必要手段。该患者救治过程中应用机械通气 268 h，血浆置换 8 次（血浆 15 000ml）；床旁血滤 170 h；人工肝灌流 2 次。

（4）早期肠内营养通路的建立，改善肠道功能及营养支持，改善免疫状态，是患者病情快速缓解的基础。患者早期呈现免疫增强状态（CD3$^+$CD4 39.5%，CD4/CD8 132），后期则呈免疫抑制状态（CD3$^+$CD4 36.5%，CD4/CD8 1.09），需针对性地予以免疫调节及抗感染治疗。

（5）急性进展的热射病能够迅速累及多脏器，凝血系统严重紊乱，加重了救治的困难，需建立以 ICU 为核心的救治团队，早期不遗余力的脏器功能支持和稳态的维持是救治成功的关键。

（6）热射病救治需综合考虑和平衡各个脏器功能和支持手段，后期可能需要长期的康复治疗。

参考文献

［1］全军热射病防治专家组，全军重症医学专业委员会.中国热射病诊断与治疗专家共识［J］.解放军医学杂志，2019，44（3）：181-196.

［2］Ruggeri M, Rosini P. Permanent memory deficits with normal MRI following heat stroke after physical activity and sauna［J］. Int J Neurol Neurother, 2016，3（3）：50-52.

（刘惠敏、王天轶　联勤保障部队第九八〇医院）

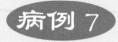

爬山比赛后昏迷、高热致多器官功能障碍综合征

一、病历简介

患者，男，34岁。在气温33℃、湿度70%下进行7.5公里爬山比赛，突发昏迷伴高热，转入我院。

1. 主诉

昏迷伴高热2天。

2. 现病史

患者于7月9日上午7：40分左右参加7.5公里爬山比赛，当天天气闷热。8：40左右在7公里处被同事发现昏倒在一20米高的斜坡下（坡度小），神志昏迷，全身无汗，恶心，无呕吐，无肢体抽搐，无流血。同事呼叫120于9：20左右送入当地医院，转运途中出现全身抽搐，大小便失禁。在急诊科测体温（腋温）39.8℃。查头颅CT提示：蛛网膜下腔出血，重度脑水肿（图7-1），胸腹部未见明显异常。以"劳力型热射病、蛛网膜下腔出血"收入当地重症医学科。

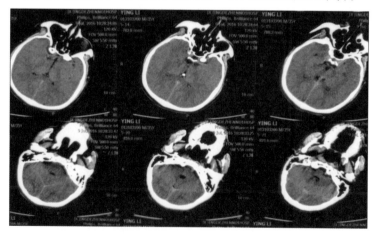

图7-1　头颅CT显示蛛网膜下腔出血以及重度脑水肿

入科后患者出现严重腹泻，量约 3000 ml，治疗给予降温、补液、扩容、升压等治疗，体温逐渐下降至 38℃ 以下。入院数小时后因呼吸微弱、指脉氧下降行气管插管、机械通气，并使用多巴胺维持血压。7 月 9 日补液 7000 ml 左右，尿量 2000 ml 左右。7 月 10 日查血常规：白细胞 13×10^9/L，血红蛋白 174 g/L，血细胞比容 54.8%，血小板 18×10^9/L；凝血常规：凝血酶原时间 65.5 s，活化部分凝血活酶时间 54.2 s，凝血酶时间 29.4 s，纤维蛋白原含量 1.4 g/L，D- 二聚体 5.6 μg/L，谷丙转氨酶 1114 U/L，谷草转氨酶 1150 U/L，总胆红素 43.3 μmol/L，直接胆红素 17.5 μmol/L，间接胆红素 25.8 μmol/L，肌酐 181 μmol/L，肌酸激酶 7857 U/L。于 14：00 行连续性静脉 - 静脉血液透析滤过（continuous veno-venous hemodia fictration, CVVHDF），持续约 12 h 后复查血常规：白细胞 14.8×10^9/L，血红蛋白 143 g/L，血细胞比容 44.2%，血小板 17×10^9/L；凝血常规：凝血酶原时间 39 s，活化部分凝血活酶时间 60.1 s，凝血酶时间 28.3 s，纤维蛋白原含量 1.62 g/L，D- 二聚体 5.9 μg/L，谷丙转氨酶 4038 U/L，谷草转氨酶 4096 U/L，总胆红素 67.4 μmol/L，直接胆红素 26.6 μmol/L，间接胆红素 40.8 μmol/L，肌酐 152 μmol/L，肌酸激酶 5773 U/L。因肝功能衰竭持续加重转入联勤保障部队第九〇八医院重症医学科。

3. 入科查体

体温（腋温）37.2℃、脉搏 137 次 / 分、呼吸 18 次 / 分（机械通气）、血压 135/75 mmHg［去甲肾上腺素 1.7μg（kg·min）］。神志昏迷，格拉斯哥评分（Glasgow coma score，GCS）评分 5 分（睁眼 1 分、语言 1 分、运动 3 分）。胃肠减压出暗红色血性液体。双侧瞳孔等大等圆，直径约 2.0 mm，对光反射迟钝。颈软，无抵抗。腹平软，移动性浊音阴性，肠鸣音消失。双下肢无水肿。双侧病理征阴性。APACHE II 评分 25 分。

4. 辅助检查

1）实验室检验值

血气分析：pH 7.288，动脉血二氧化碳分压 28.5 mmHg，动脉血氧分压 171 mmHg，血乳酸 12.7 mmol/L。

血常规：白细胞 11.7×10^9/L，血红蛋白 117 g/L，血细胞比容 35.5%，血小板 21×10^9/L；凝血常规：凝血酶原时间 PT 30 s，活化部分凝血活酶时间 41.1 s，凝血酶时间 26.2 s，纤维蛋白原含量 0.36 g/L，D- 二聚体 5.8 μg/L（DIC 评分 8 分）。

血生化：谷丙转氨酶 5336 U/L，谷草转氨酶 7068 U/L，总胆红素 95.5 μmol/L，直接胆红素 64.8 μmol/L，间接胆红素 30.7 μmol/L，肌酐 208 μmol/L，肌酸激酶 4256 U/L。

血栓弹力图如下（图 7-2）。

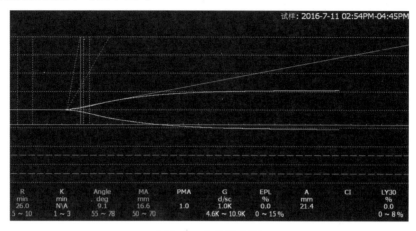

图 7-2　血栓弹力图

提示低凝血因子活性，低纤维蛋白原及低血小板功能性低凝状态。R. 凝血时间；K. 血块形成速率；Angle. 血块形成动力学；MA. 血块最大振幅；CI. 凝血综合指数，图中最下列为各参数正常值范围。

2）复查影像学结果（图 7-3）。

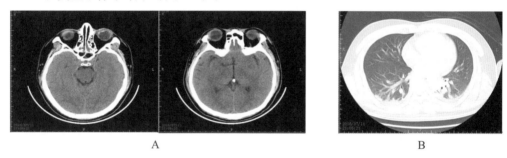

A   B

图 7-3　复查影像结果（A、B）

A. 复查头颅 CT 示蛛网膜下腔出血及重度脑水肿；B. 复查胸部 CT 示双下肺炎症以及少量胸腔积液

二、诊断

①劳力型热射病；②多器官功能障碍综合征（中枢、呼吸、循环、肝脏、肾脏、血液、消化）；③弥散性血管内凝血；④横纹肌溶解症；⑤蛛网膜下腔出血；⑥上消化道出血；⑦乳酸性酸中毒。

三、诊疗过程

1. 给予以下集束化治疗原则

①脉搏指示连续心排血量监测（pulse indicator continuous cardiac output，PICCO）

指导下纠正循环衰竭：晶体＋胶体＋去甲肾上腺素（NE）；

②血栓弹力图指导下抗凝并替代治疗；

③集成式血液净化纠正肝衰并弥散性血管内凝血（Disseminated intravascular coagulation，DIC）：血浆置换＋血浆透析滤过＋持续性血液透析滤过＋持续性血液透析；

④镇静、镇痛：丙泊酚＋咪达唑仑＋舒芬太尼；

⑤中枢保护：冬眠＋冰帽脑保护持续 48 h；

⑥呼吸支持：有创机械通气（VT 535 ml，PEEP 8 cmH$_2$O）；

⑦预防感染：哌拉西林钠他唑巴坦钠 2.5 g，静脉滴注 2 次 / 天；

⑧营养支持；

⑨其他对症治疗：营养心肌，抑酸，护肝等。

2. 在血栓弹力图指导下替代治疗

经血浆置换治疗后复查血栓弹力图的动态变化（图 7-4），提示在血栓弹力图指导下补充新鲜血浆、冷沉淀、人纤维蛋白原、机采血小板后，患者的凝血因子活性、纤维蛋白原及血小板功能逐渐改善。

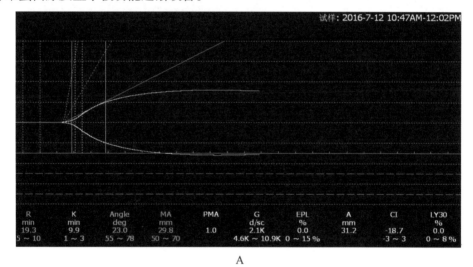

A

图 7-4　复查血栓弹力图（A ~ C）

A. 低凝血因子活性、低纤维蛋白原、低血小板功能性低凝状态；B. 低凝血因子活性、低纤维蛋白原、低血小板功能性低凝状态；C. 低凝血因子活性、低纤维蛋白原、低血小板功能性低凝状态

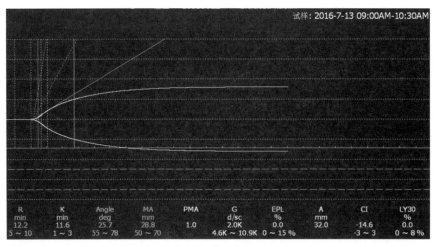

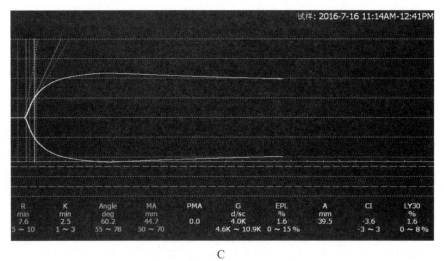

图 7-4 （续）

经综合治疗后，患者血小板（图 7-5）、血红蛋白（图 7-6）和肾功能逐渐稳定（图 7-7）于 7 月 16 日患者恢复意识，但仍持续低热，体温波动于 37.2 ～ 38.3℃，且总胆红素逐渐升高，最高 350 μmol/L。因患者神志清楚，凝血功能正常，考虑患者肝功能损害恢复期较长，鼓励患者加强肠内营养及逐步运动康复治疗，患者体温逐渐正常，总胆红素于 8 月底恢复正常（图 7-8）。肌酸激酶恢复正常（图 7-9）。患者痊愈出院，未留后遗症。

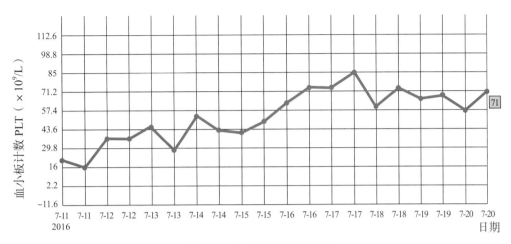

图 7-5 血小板的变化趋势图

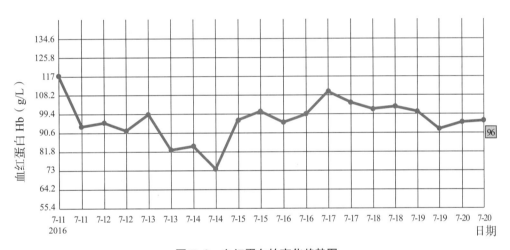

图 7-6 血红蛋白的变化趋势图

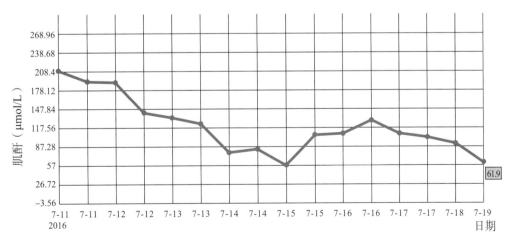

图 7-7 肌酐的变化趋势图

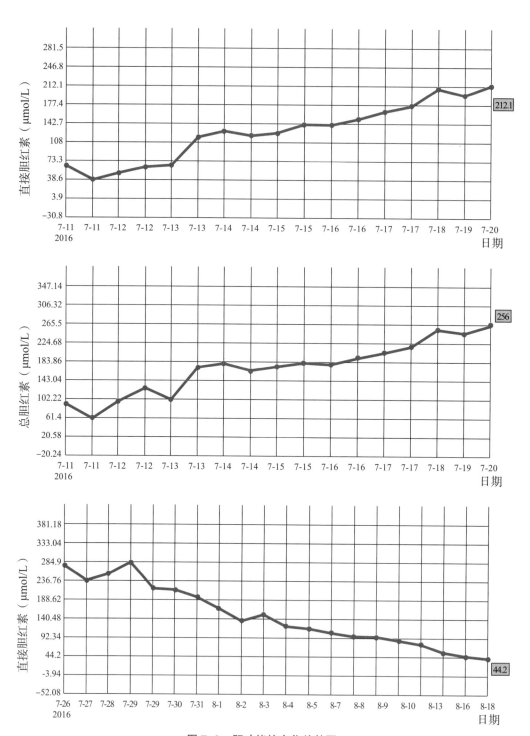

图 7-8 肝功能的变化趋势图

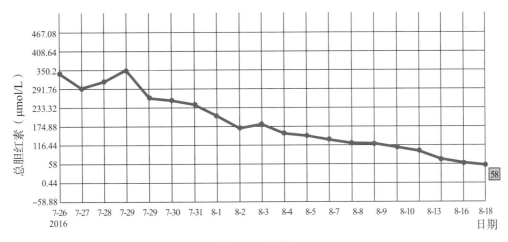

图 7-8 （续）

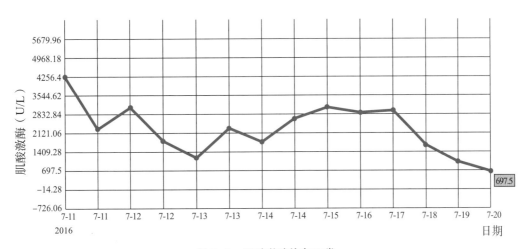

图 7-9 肌酸激酶恢复正常

四、讨论与分析

1. 诊断方面

患者合并蛛网膜下腔出血，因此需鉴别患者系蛛网膜下腔出血后导致意识障碍还是先因热射病导致昏迷，再并发蛛网膜下腔出血。经详细询问病史，患者系登山比赛时发生劳力型热射病，昏迷后滚落山坡，合并脑外伤导致蛛网膜下腔出血。脑CT 提示蛛网膜下腔出血的出血量一般不足以导致立即昏迷，因此推测是劳力型热射病在前，蛛网膜下腔出血在后。

2. 脑保护方面

本例主要特点在于患者因热射病导致 DIC、肝肾衰竭，同时合并外伤性蛛网膜下腔出血。严重凝血障碍可能导致脑出血加重，因此治疗重点是尽快纠正凝血功能障碍、避免脑出血加重。本例采用血栓弹力图指导替代治疗，其可从凝血因子活性、纤维蛋白原及血小板功能三方面综合反映凝血功能状态，根据结果快速补充相应血制品（新鲜冰冻血浆、冷沉淀、人纤维蛋白原和血小板），可快速纠正凝血功能障碍。热射病合并肝功能障碍时，除了导致凝血因子过度消耗外，还会导致凝血因子的合成障碍和破坏增加。联合人工肝治疗可以加快肝功能修复，促进凝血因子合成，减少凝血因子异常消耗，从病因上加快凝血功能障碍的纠正。凝血功能障碍的快速纠正是脑出血病情稳定的重要保证。针对中枢神经系统保护主要使用亚低温治疗和严格容量控制，并没有更独特的脑保护策略。最终取得满意疗效。

3. 肝衰竭方面

本例热射病导致肝损伤，早期可表现为间接胆红素升高为主，且呈快速进展，需要尽快实行人工肝治疗。本例采用血浆置换联合血浆透析滤过，能够兼顾凝血障碍、容量调整和退黄治疗，是有效治疗措施。患者凝血正常、意识清醒后仍然出现黄疸升高，主要考虑劳力型热射病导致的肝细胞功能受损，修复时间长。患者主观症状明显好转，因此未再专门针对黄疸进行人工肝治疗。

五、诊治体会与启示

热射病导致的 DIC 发展速度极快，症状重，死亡率高。热损伤导致凝血酶原过度活化，广泛微血栓形成，消耗大量凝血底物，一方面广泛微血栓形成导致组织和器官损伤，另一方面是消耗性低凝状态容易引起全身性出血，尤其本例还合并热射病致昏迷后出现的摔伤致蛛网膜下腔出血，因此快速纠正凝血功能障碍、避免脑出血加重是前期治疗的关键一环[2]。血栓弹力图指导下的凝血替代治疗并联合人工肝治疗是本例纠正凝血功能障碍、快速稳定器官功能的重要方法[3]。

参考文献

[1] Inoue N, Sato A, Ikawa Y, et al. Successful treatment of exertional heat stroke using continuous plasma diafiltration. [J] Clin Apher，2016，31（5）：490-492.

[2] Liu SY, Song JC, Mao HD, et al. Expert consensus on the diagnosis and treatment of heat stroke in China [J]. Mil Med Res，2020，7（1）：1.

[3] 全军热射病防治专家组，全军重症医学专业委员会. 中国热射病诊断与治疗专家共识 [J].解放军医学杂志，2019，44（3）：181-196.

（宋景春、林青伟　联勤保障部队第九〇八医院）

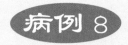

负重5公里考核后高热、抽搐、昏迷、腹泻，多器官功能障碍综合征

一、病例简介

患者，男，28岁，2020年7月3日7时气温为27℃，湿度为97%，负重5千克进行5公里考核，至4公里处突发昏迷。

1. 主诉

高热昏迷2天。

2. 现病史

2020年7月3日7时许（气温27℃，湿度97%）患者负重5千克进行5公里体能考核，约跑至4公里时患者突发昏迷，随队军医测体温（腋温）39.8℃，立即在进行降温处理的同时送至当地医院救治，查头颅CT无异常，以"热射病"收入当地医院急诊ICU。入当地科室时患者出现抽搐、腹泻，呈水样便。查血小板28×10^9/L，凝血功能：凝血酶原时间25.6 s，活化部分凝血活酶时间41 s，凝血酶时间23.6 s，纤维蛋白原含量1.86 g/L，纤维蛋白降解产物37 μg/mL，$D-$二聚体19.4 μg/L，弥散性血管内凝血（disseminated intravascular coagulation；DIC）评分7分，总胆红素82.5 μmol/L，谷丙转氨酶6755 U/L，谷草转氨酶6927 U/L，肌酐216 μmol/L，肌酸激酶3098 U/L。血气分析：pH7.27，动脉血二氧化碳分压42.9 mmHg，动脉血氧分压26 mmHg，血乳酸5.7 mmol/L。立即给予降温、血液净化、输液补液等支持治疗（输血浆2000 ml、冷沉淀30 U、血小板1治疗量），患者体温下降至38.0℃，但凝血功能、肝肾功能明显恶化，因病情危重以"热射病、多器官功能障碍综合征"转入联勤保障部队第九〇八医院重症医学科继续抢救治疗。

3. 入科查体

体温（腋温）38.7℃、心率96次/分、呼吸25次/分、血压127/56 mmHg，气管插管接呼吸机辅助呼吸（控制辅助通气模式，给氧浓度60%）支持下指脉氧饱和度 100%。格拉斯哥昏迷评分（Glasgow coma scare, GCS）评分 4 分（睁眼 1 分、语言 1 分、运动 2 分），双侧瞳孔等大等圆，直径约 3.0 mm，对光反射迟钝。双肺呼吸音清，未闻及明显干湿啰音，肠鸣音弱。双侧病理征阴性。APACHE II 评分 27 分。

4. 辅助检查

1）实验室检验值

血常规：白细胞计数 12.0×10^9/L，中性粒细胞百分比 93.2%，血红蛋白 109 g/L，血小板计数 53×10^9/L，血细胞比容 35.5%。

血生化：谷丙转氨酶 5637.3 U/L，谷草转氨酶 5423.3 U/L，总胆红素 85.0 μmol/L；尿素 7.6 mmol/L，肌酐 259.1 μmol/L；乳酸脱氢酶 5184.3 IU/L，肌酸激酶 2559.1 U/L，肌酸激酶同工酶 82.4 U/L，肌红蛋白 877.73 μg/L，B 型钠尿肽 2769.16 pg/ml，心肌钙蛋白 1.92 ng/ml；降钙素原：2.71 ng/ml，C 反应蛋白 5.6 mg/L。

血气分析：pH 7.314，动脉血二氧化碳分压 9.1 mmHg，动脉血氧分压 120 mmHg，碳酸氢根 19.6 mmol/L，血乳酸 7.1 mmol/L。

凝血常规：凝血酶原时间 27.1 s，活化部分凝血活酶时间 33.1 s，凝血酶时间 22.0 s，纤维蛋白原含量 1.78 g/L，纤维蛋白降解产物 44.37 μg/ml，D- 二聚体 9.48 μg/L（DIC 评分 6 分）。

血栓新四项：血栓调节蛋白 24.4 TU/ml，凝血酶 - 抗凝血酶复合物 31.2 ng/ml，纤溶酶 - 抗纤溶酶复合物 8.3 μg/ml，组织纤溶酶原激活物·纤溶酶原激活物抑制剂 -1 复合物 5.5 ng/ml。

血栓弹力图见图 8-1，肌酐及总胆红素变化见图 8-3，B 型钠尿肽的变化见图 8-4，肌酸激酶、肌红蛋白的变化见图 8-5，降钙素原的动态变化见图 8-6。

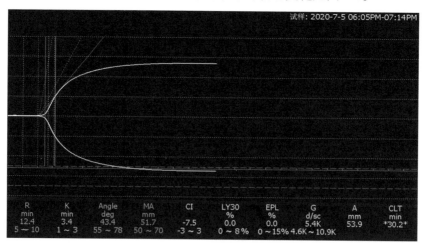

图 8-1　血栓弹力图

2）影像学检查

头颅 CT：脑水肿，肺部 CT 提示两下肺感染（图 8-2）。

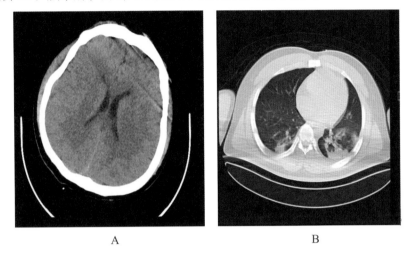

A   B

图 8-2　头颅 CT（A、B）

A. 头颅 CT 可见脑水肿；B. 肺部 CT 可见双下肺感染

二、诊断

①劳力型热射病；②多器官功能障碍综合征（凝血、肝、肾、中枢、循环、呼吸、消化）；③弥散性血管内凝血；④肺部感染；⑤代谢性酸中毒；⑥高乳酸血症。

三、诊疗过程

（1）予以降温，维持直肠温度在 37.0 ~ 38.5℃，机械通气，有效镇痛镇静，维持脑灌注等进行脑保护，根据 PICCO 实施精准的血流动力学管理。

（2）集成式血液净化治疗：因 DIC 及肝肾功能损害首选血浆置换（plasma exchange，PE）模式，既能清除肌酐及胆红素等保护肝肾功能，又能补充血浆纠正凝血功能紊乱。而后又以血浆透析滤过模式（plasma diafiltration，PDF）防止总胆红素的反弹，连续性静脉 - 静脉血液透析滤过（CVVHDF）稳定内环境[1]。

（3）目标导向替代治疗：DIC 已启动，为防止血小板及凝血因子等进一步消耗，需在补充凝血底物的情况下同时启动抗凝治疗，凝血新型分子标志物监测联合 TEG 为目标指导替代治疗[2-3]。

（4）抗凝治疗：因普通肝素具有半衰期短、监测方便和可用鱼精蛋白中和的优点，首选 UFH 治疗。根据 TEG 肝素酶对比实验结合凝血新四项治疗抗凝剂量及疗程。以 R（普通杯）/R（肝素酶杯）比值 1.5 ~ 2.0 倍动态滴定肝素剂量[4]。

（5）抗感染治疗：万古霉素联合比阿培南抗感染治疗。

（6）其他生命支持治疗：营养支持及液体治疗。

经上述综合治疗，患者 1 周后生命体征逐渐平稳，各项指标均改善。复查凝血指标：凝血酶原时间 17.8 s，活化部分凝血活酶时间 31.6 s，凝血酶时间 20.7 s，纤维蛋白原含量 1.89 g/L，纤维蛋白降解产物 9.64 μg/ml，D- 二聚体 4.85 μg/L，血小板计数 53×10^9/L（DIC 评分 4 分），血栓弹力图指标基本正常。

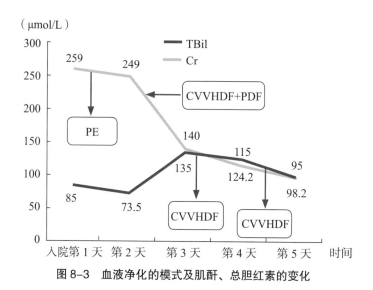

图 8-3 血液净化的模式及肌酐、总胆红素的变化

PE：血浆置换；PDF：血浆透析滤过模式；CVVHDF：连续性静脉 - 静脉血液透析滤过

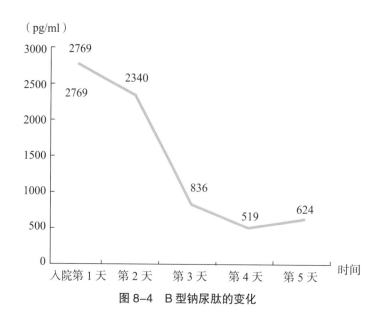

图 8-4 B 型钠尿肽的变化

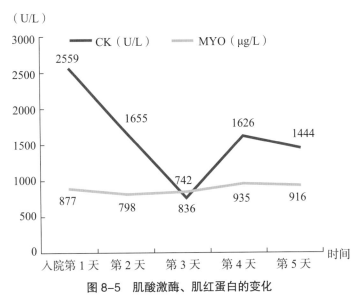

图 8-5　肌酸激酶、肌红蛋白的变化

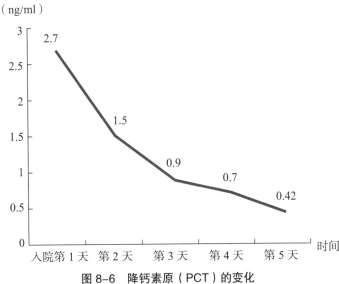

图 8-6　降钙素原（PCT）的变化

入院第 5 天夜间出现高热，达 39.5℃。复查血常规：白细胞计数 9.7×10⁹/L，中性粒细胞百分比 74.9%，血红蛋白 97 g/L，血小板计数 67×10⁹/L，降钙素原 0.91 ng/ml，C 反应蛋白 36.1 mg/L。经尿培养检出热带念珠菌，痰培养检出泛耐肺炎克雷伯菌，导管培养及血培养阴性。经调整抗生素为替加环素 + 美罗培南 + 氟康唑后，患者发热好转。入院第 9 天患者神志恢复，复查血气：pH 7.43，动脉血氧分压 96.5 mmHg（吸入氧浓度 35%），动脉二氧化碳分压 37.1 mmHg。复查 CT 后脑水肿及肺部感染较前明显好转，给予脱呼吸机后拔除气管插管，转出重症医学科进行康复治疗。

四、讨论与分析

（1）该热射病战士病情进展迅速，尽管在当地医院行气管插管、连续肾脏替代疗法（continuous renal replacement therapy，CRRT）等积极治疗，体温降至38℃，肝肾功能及凝血功能进行性恶化，且出现乳酸进行性升高。转入联勤保障部队第九〇八医院重症医学科后，首先选取的是血浆置换模式，既能保护肝肾功能，又能纠正凝血功能紊乱；采用集成式血液净化（hybrid blood purification treatment，HBPT）是该热射病战士肝肾功能及凝血功能恢复的关键（图8-3）。

（2）根据脉搏指示连续心排血量监测（pulse indicator continuous cardiac output，PICCO）调整血滤参数，实施精准的血流动力学管理，有助于控制脑水肿和防止发生急性呼吸窘迫综合征（acute respiratory distress syndrome，ARDS）。

（3）血栓新型分子标志物可指导抗凝治疗指征。热射病时，血栓调节蛋白联合凝血酶 - 抗凝血酶复合物显著升高，提示发生热射病性 DIC 需进行抗凝治疗。

（4）血栓弹力图（肝素酶对比试验）可以指导热射病相关 DIC 凝血复苏及精准的滴定式抗凝治疗。

五、诊治体会与启示

热射病导致的多器官功能障碍治疗难度大，本例成功治疗的要点有三：一是精准的血流动力学管理，通过有创连续心排血量监测（PICCO）联合床旁超声进行滴定式容量管理，防止脑水肿、肺水肿等并发症发生；二是通过集成式血液净化治疗加快凝血功能、肝肾功能、脑功能的恢复，减轻组织器官水肿，稳定内环境；三是快速纠正凝血功能障碍，主要通过血栓弹力图指导下的精准凝血替代治疗和滴定式抗凝治疗，特别是精准抗凝措施既能达到减少凝血底物消耗的治疗目的，又能避免出现抗凝相关出血并发症。

参考文献

［1］全军热射病防治专家组，全军重症医学专业委员会 . 中国热射病诊断与治疗专家共识［J］. 解放军医学杂志，2019，44（3）：181-196.

［2］钟林翠，宋景春，林青伟，等 . 血栓调节蛋白联合凝血酶 - 抗凝血酶复合物对弥散性血管内凝血诊断价值的临床研究 . 医学研究生学报，2019，32（11）：1184-1188.

［3］全军重症医学专业委员会，中华医学会检验医学分会 . 中国成人重症患者血小板减

少诊疗专家共识［J］.解放军医学杂志 2020，45（5）：457-474.

［4］曾庆波，宋景春，林青伟，等.血栓弹力图对热射病合并弥散性血管内凝血的诊断及预后判断价值［J］.解放军医学杂志，2018，43（9）：752-755.

（宋景春　联勤保障部队第九〇八医院）

剧烈运动后高热、腹泻，多脏器功能损伤

一、病例简介

患者，男，18 岁，武警战士。因负重跑步 5 公里后高热、头晕于 2020 年 7 月 8 日 10：35 入院。

1. 主诉

负重跑步 5 公里后高热、头晕 2 天。

2. 现病史

患者 2020 年 7 月 6 日 16：30 左右进行 5 公里越野跑训练，战斗着装，负重 6 千克（当时气温：24℃，空气湿度：65% 左右），于 16：50 左右训练结束，无明显不适，21：00 自觉发热、头晕，自测体温 38.2℃，就诊连队医务室予以退热片及消炎药治疗，症状无好转。于 7 月 7 日 6：00 左右医务室就诊，予以退热针治疗，症状无明显改善，17：00 左右就诊保山市人民医院，行相关检查，予以降温、输液等对症治疗（具体不详），效果欠佳，持续高热（最高腋温 41℃）。为求进一步诊疗，乘坐民航飞机于 7 月 8 日 10：35 转入我院重症医学科。自患病以来精神、饮食状况欠佳，大便呈水样，小便颜色略深。

3. 既往史

患者 2020 年 7 月 6 日上午无明显诱因腹泻 2 次，自觉乏力，无其他不适。

4. 入院查体

体温（腋温）39.5℃、脉搏 87 次 / 分、血压 96/46 mmHg、呼吸 22 次 / 分、血氧饱和度 96%、鼻氧管吸氧（吸入氧浓度 33%）。神志清楚，头颅外观未见明显畸形，双侧瞳孔等大等圆约 3.5 mm，对光反射灵敏，口唇干燥，舌苔厚腻，双肺呼吸音对称，未闻及干湿啰音，心率 87 次 / 分、律齐，未闻及病理性杂音，腹软，无肌紧张，四肢肌力 V 级，肌张力正常，双侧病理征未引出。左侧臀部可见大小约 3 cm × 3 cm 包块，质硬，触痛（追问病史，包块出现于 3 天前，未予重视及特殊处理）。

5. 辅助检查

1）实验室检验值

血常规：白细胞计数 $13.11 \times 10^9/L$、中性粒细胞百分比 95.6%、血小板计数 $97 \times 10^9/L$；血生化：尿素氮 10.2 mmol/L、肌酐 164 μmol/L、总胆红素 112.4 μmol/L、谷草转氨酶 127 U/L、谷丙转氨酶 107 U/L、肌酸激酶 624 U/L、肌红蛋白（化学发光）241.3 ng/ml；降钙素原检测 43.59 ng/ml。

动脉血气分析：pH 7.38、氧分压 135.0 mmHg、二氧化碳分压 25 mmHg、全血碱剩余 –8.3 mmol/L、乳酸 3.3 mmol/L。

凝血功能：凝血酶原时间 20.90 s、国际标准化比值 1.72、凝血酶时间 36.9 s、活化部分凝血活酶 57.4 s、纤维蛋白原 4.44 g/L、D- 二聚体 2.06mg/L。

白细胞、血小板、降钙素原、凝血指标、肝肾功能、肌酸激酶、肌红蛋白动态变化（图 9-1）。

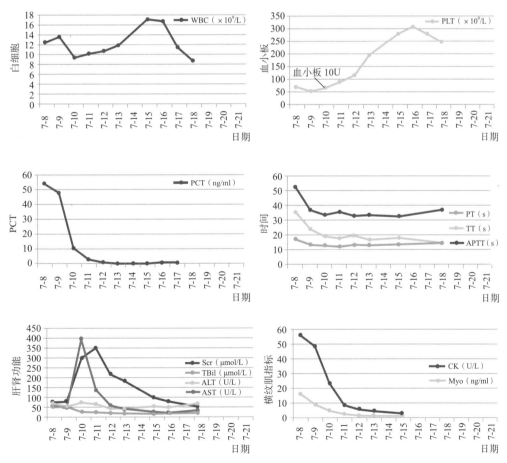

图 9-1　住院期间化验指标变化情况

2）影像学检查

B 超：左侧臀部皮下软组织内探及大小约 1.4 cm × 0.6 cm 的含液性回声团，界欠清，形态规则，内回声不均，其周边皮下软组织内探及不规则液性暗区，呈"网格"样。彩色多普勒血流显像（color doppler flow imaging，CDFI）及能量立体成像显示：含液性回声团内未测及明确血流信号。

二、诊断

①劳力型热射病；②脓毒症；③肠道感染；④左臀部疖肿；⑤凝血功能障碍；⑥肾功能不全；⑦肝功能不全。

三、诊疗过程

患者入院时正值全军热射病专家组组长宋青主任在科室指导工作（图 9-2），第一时间查看患者并给出指导意见。入院报告病危，监护生命体征、监测并冰毯机控制体温，第一时间床旁连续性肾脏替代疗法（CRRT）治疗（图 9-3），低分子肝素抗凝，补液扩容治疗，美罗培南+万古霉素抗感染，乌司他丁抗炎，输注新鲜冰冻血浆及冷沉淀，臀部脓肿穿刺培养。动态复查血液各项指标，患者体温在入院 1 h 后降至 38℃以下，当天下午体温正常波动在 36.5℃左右。尿量 4300 ml/20h。患者入院第 2 天复查肝肾功能、凝血指标改善，体温正常，但血小板有所下降，降钙素原不降反升。肌酸激酶 560 U/L、肌红蛋白（化学发光）161 ng/ml。血常规：白细胞计数 12.47×10⁹/L、中性粒细胞百分数 94.2%、血小板计数 66×10⁹/L。尿素氮 3.4 mmol/L、肌酐 70 μmol/L、总胆红素 50.9 μmol/L、谷草转氨酶 57 U/L、谷丙转氨酶 75 U/L、降钙素原检测 55.01 ng/ml。动脉血气分析：pH 7.46、动脉血二氧化碳分压 38 mmHg、动脉血氧分压 150 mmHg、全血碱剩余 0.9 mmol/L、血乳酸 2.1 mmol/L。凝血酶原时间 16.9 s、国际标准化比值 1.38、凝血酶时间 35.1 s、活化部分凝血活酶 52 s、纤维蛋白原 7.12 g/L、D- 二聚体 1.02 mg/L。继续沿用此前治疗，7 月 11 日患者入院第 4 天病情稳定，体温一直处于正常，血象正常，血小板未进一步下降，降钙素原明显降低，给予床旁 CRRT，但转氨酶仍偏高，继续抗感染、保肝、肠内营养支持等治疗。7 月 13 日臀部脓液培养结果回报"金黄色葡萄球菌"，对万古霉素敏感，遂继续使用万古霉素，停用美罗培南。患者虽无明显发热情况，但臀部脓肿波动感较强，血象较前上升，血常规：白细胞计数 17.15×10⁹/L、中性粒细胞百分比 73.15%、血小板计数 275×10⁹/L。请普外科会诊，7 月 16 日在全麻下行脓肿切开引流，术后第 2 天体温有波动 38℃，随后保持正常，体温的动态变化见图 9-4。

7月18日转普外科继续治疗，病情稳定，伤口愈合良好，于7月24日痊愈出院。

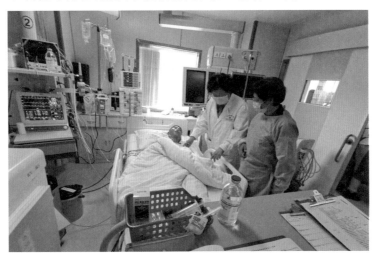

图9-2　全军热射病防治专家组组长宋青主任查看患者情况

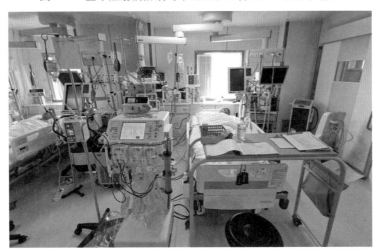

图9-3　患者入院第一时间行床旁CRRT

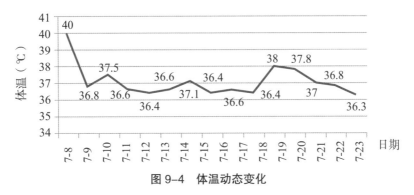

图9-4　体温动态变化

四、讨论与分析

关于热射病（HS）最早描述的文章可能是"旧约二王"中所描述的，一个小男孩在天气炎热的情况下在农场劳作后主诉头痛，而后晕倒死亡[1]。在军事历史中记载到，罗马军队在公元前24年远征阿拉伯时就因为HS导致军队伤亡惨重，几乎全军覆没[2]。目前普遍认为热射病是由热损伤因素作用于机体引起的严重致命性疾病，病死率很高。热射病的发病率和危害性可能远超预期。调查资料显示，在高强度运动中发生猝死的主要原因是热射病而非心血管意外；而由热射病导致的死亡可能超过所有自然灾害导致的死亡总和[3-4]。根据发病原因和易感人群的不同，热射病分为经典型热射病（classic heat stroke，CHS）和劳力型热射病（exertional heat stroke，EHS）。而目前EHS的致病因素并未能完全明确，考虑是由多种原因所导致的人体病理生理过程：①许多学者认为，热应激诱导核心温度升高致肠道上皮黏膜破裂和渗透性增加，从而导致循环内毒素浓度增加，使机体产生类似于脓毒症的全身炎症反应。②大量出汗和脱水是导致EHS很重要的原因，机体有效容量的直接丢失，为增加散热，外周皮肤血流量增加、器官血流量减少，都可导致多器官血液灌注不足，例如脑、胃肠道、肾脏、肝脏等。③热损伤直接导致下丘脑受损，使得人体体温调节受影响，散热无法满足需求，从而导致高热；同时如果有前期易感因素存在，也会导致热调节阈值降低，患EHS的风险大大增加。④热损伤导致内皮细胞受损，致使毛细血管渗漏，有效循环血容量下降，同时激活弥散性血管内凝血（disseminated intravascular coagulation，DIC）[5-6]。

热射病导致多器官功能衰竭时，可检测到体内内毒素及炎症因子明显增多，结合临床表现及病理生理过程，均提示热射病与脓毒症有相似性，因此在治疗方法和手段上均有相互参考价值。对于脓毒症的研究提示，内皮细胞位于血管壁内表面，具有抗凝、抗黏附的生理作用，并参与调控血管舒缩及防护。内皮细胞表面有一层糖蛋白复合物的多糖包被，能促进红细胞流动，防止白细胞和血小板黏附。目前研究已明确血管内皮细胞多糖包被受损是造成脓毒症患者微循环障碍的重要因素之一。炎症反应、氧化应激等引起的血管内皮损伤，减少了血管内皮绒毛致密度，使血管通透性增加。血管内皮损伤还可以引起胶原暴露，激活凝血瀑布反应，促进血栓形成，并由于凝血因子过度消耗而引起出血，导致DIC。氧自由基、细胞因子、前列腺素类物质释放，也可引起内皮细胞释放黏附分子（intercellular cell adhesion molecule-1，ICAM-1）等释放，进一步扩大炎症反应，同时降低了血管对缩血管药物的反应性，失去了调节微循环舒缩运动的能力，从而导致血管功能障碍[7-8]。在过去 30 多年的研究中，越来越多的证据支持高强度运动形成的内毒素血症可能独立于热应激的影响，在 HS 的病理生理学中发挥重要作用。而有报道，在实际比赛中，无症状跑者中也有轻度内毒素血症。在长时间高强度运动和免疫功能受损时，内毒素的产生超过了自身清除能力，就会导致在循环系统中累积，诱导全身炎症和脓毒性反应，炎症反应又会导致 DIC、细胞死亡和器官衰竭等，这些使得脓毒症和热射病的临床表现相一致[1]。而抗生素在脓毒症及脓毒性休克的治疗中强烈被推荐[9]，一项动物试验中，通过混合抗生素的饮食干预，减少狗的粪便中细菌含量和肠道菌群，可以在致命的热应激暴露期间保护 70% 的实验动物，而相比之下对照组的存活率仅为 20%[10]。因此许多学者相信内毒素血症是导致 EHS 的重要因素，抗生素的早期使用就可能提高预后。而作者认为，对于 EHS 抗生素的使用完全可以借鉴脓毒症相关抗生素使用原则，宜早不宜迟[9]。如本病例，在诊断 EHS 的同时，明确存在肛周脓肿，更应该第一时间使用抗生素治疗，在没有明确细菌培养结果之前宜使用广谱抗生素，同时留取标本培养敏感菌。当然这方面还缺少 RCT 的研究，与 EHS 散发及各大医院对其认识不统一有关系。

此病例在入我院时已存在肝肾功能不全，虽然自身尿量尚可，仍第一时间给予床旁连续性血液净化（continuous blood purification，CBP）治疗。CBP 是指把患者血液引出体外并通过血液净化装置，除去其中的某些致病物质，达到净化血液和治疗疾病的目的。血液净化方式包括血液透析、血液滤过、血液灌流、血浆置换、免疫吸附等。CBP 在重症热射病患者的治疗中具有重要意义[11-13]，包括：①实现有效的血管内降温，是住院热射病患者最为有效的降温手段之一；②对于合并急性肾损伤的重症热射病患者可辅助实现精确容量管理；③纠正电解质紊乱和酸中毒，维持内环境稳定；④清除致病介质（如 CRRT 治疗 MR、血浆置换治疗高胆红素血症），减轻继发性损伤。当然在启动 CBP 的时机上，我军热射病防治专家共识建议，热射病患者应较其他危重患者更为积极。热射病患者出现以下任一条可考虑行 CBP，如有以下两条或两条以上者应立即行 CBP：①一般物理降温方法无效且体温持续高于 40℃ > 2 h；②血钾 > 6.5 mmol/L；③肌酸激酶 > 5000 U/L，或上升速度超过 1 倍 /12 h，出现急性肾损伤（acute kidney injury，AKI）表现；④少尿、无尿或难以控制的容量超负荷；⑤血清肌酐每日递增值 > 44.2 μmol/L；⑥难以纠正的电解质和酸碱平衡紊乱。停用 CRRT 指征：①生命体征和病情稳定；②肌酸激酶 < 1000 U/L；③水、电解质和酸碱平衡紊乱得以纠正；④尿量 > 1500 ml/d 或肾功能恢复正常[3]。

EHS 是运动员猝死最主要的三个原因之一。它的高危因素包括缺少热习服、近期发热性疾病、皮肤病、无汗、牛皮癣、脱水，应用药物（利尿药、抗组胺药、中枢神经兴奋药、抗抑郁药），睡眠不足，饮酒，身体状况欠佳，肥胖或超重，心血管疾病，恶性高热遗传性等。而 EHS 的环境因素包括湿热环境、运动强度、负重、缺少认识和教育、缺少应对计划、缺少处置设施等[4]。个体诱因：热射病的发生与个体差异有关。诱因包括多个方面：先天因素、生理因素、病毒或细菌感染、皮肤疾病、心脑血管疾病、内分泌疾病、多发性硬化症、肿瘤等。因此，合理安排训练时间、关注重点人群、训练中及时补水及重视训练中监测能有效预防 HS，特别是 EHS 的发生[3]。此战士在训练前已出现腹泻、乏力、肛周包块，应引起重视，给予适当治疗并减少训练强度，可避免 EHS 的发生。

总之，EHS 救治最重要的就是早期识别、快速降温、液体复苏，降温能使外周更多的血回到中心循环，减少器官损伤。早期发现 EHS 从晕倒开始 30 min 内立即开始降温，死亡率接近 0，如果体温在 41℃ 以上或延迟降温，死亡率最高可达80%。EHS 与脓毒症有着相似的炎症风暴，多器官功能障碍综合征的发生率和死亡率同样很高，因此救治难度都很大，值得关注。同时，EHS 关键还在于预防其发生与发展。

五、诊治体会与启示

（1）EHS 诊断要点：①高强度运动；②多器官（≥2 个）功能损伤。因此，要严密监测脏器功能，早发现，避免误诊、漏诊。训练前有腹泻、感冒等疾病容易导致 EHS。

（2）在诊断热射病的同时也不能忽略患者其他部位的查体，对于可能存在的感染病灶仍需提高警惕；在诊断 EHS 的同时，是否应第一时间使用抗生素仍存在争议，但降温、液体复苏、抗炎症、脏器支持仍是行之有效的方法。

（3）EHS 与脓毒症有着类似的病理生理过程，许多学者相信内毒素血症是导致 EHS 的重要因素，肠道屏障损伤，内毒素渗出，抗生素可能改善预后。

（4）及早行 CRRT 治疗，在抗凝方式选择上以肝素或低分子肝素为首选，慎选枸橼酸抗凝以免加重肝脏负担。

参考文献

［1］Lim CL. Heat Sepsis Precedes Heat Toxicity in the Pathophysiology of Heat Stroke-A New Paradigm on an Ancient Disease［J］. Antioxidants（Basel），2018，7（11）：149.

［2］Jarco S A. Roman experience with heat stroke in 24 B.C. Bull. N［J］. Y Acad Med,

1967, 43：767-768.

［3］全军热射病防治专家组，全军重症医学专业委员会. 中国热射病诊断与治疗专家共识［J］. 解放军医学杂志，2019，44（3）：181-196.

［4］Navarro CS, Casa DJ, Belval LN，et al. Exertional Heat Stroke［J］. Curr Sports Med Rep, 2017，16（5）：304-305.

［5］Alele FO, Malau-Aduli BS, Malau-Aduli AEO. Epidemiology of Exertional Heat Illness in the Military：A Systematic Review of Observational Studies［J］. Int J Environ Res Public Health, 2020，17（19）：7037.

［6］Epstein Y, Yanovich R. Heatstroke［J］. N Engl J Med, 2019，380（25）：2449-2459.

［7］Laitano O, Leon LR, Roberts WO, et al. Controversies in exertional heat stroke diagnosis, prevention, and treatment［J］. J Appl Physiol（1985），2019，127（5）：1338-1348.

［8］Coopersmith CM, De Backer D, Deutschman CS. Surviving sepsis campaign：research priorities for sepsis and septic shock［J］. Intensive Care Med, 2018，44（9）：1400-1426.

［9］Evans L, Rhodes A, Alhazzani W, et al. Surviving Sepsis Campaign：International Guidelines for Management of Sepsis and Septic Shock 2021［J］. Crit Care Med, 2021，49（11）：1063-1143.

［10］Bynum G, Brown J, Dubose D, et al. Increased survival in experimental dog heatstroke after reduction of gut flora［J］. Aviat Space Environ Med, 1979，50（8）：816-819.

［11］Wakino S, Hori S, Mimura T, et al. Heat stroke with multiple organ failure treated with cold hemodialysis and cold continuous hemodiafiltration：a case report［J］. Ther Apher Dial, 2005, 9（5）：423-428.

［12］Ikeda Y, Sakemi T, Nishihara G，et al. Efficacy of blood purification therapy for heat stroke presenting rapid progress of multiple organ dysfunction syndrome：a comparison of five cases［J］. Intensive Care Med，1999 Mar，25（3）：315-318.

［13］Zhou F, Song Q, Peng Z, et al. Effects of continuous venous-venous hemofiltration on heat stroke patients：a retrospective study［J］. J Trauma，2011, 71（6）：1562-1568.

（何毅、边革元　联勤保障部队第九二〇医院重症医学科）

跑步训练后高热、意识障碍、干呕、胸腔出血

一、病例摘要

患者，男，19 岁，某飞行学院大学二年级学员。跑步训练后突发意识障碍，于 2015 年 6 月 10 日入院。

1. 主诉

跑步训练后突发意识障碍 21 h。

2. 现病史

患者于 2015 年 6 月 10 日意识丧失、呼之不应，无四肢抽搐、大小便失禁。

现场救治情况：因飞行学院之前未发生过严重中暑的类似情况，故无救治经验，在发病现场未积极降温，只是立即送至当地市人民医院就诊。到院 10 min 后患者自行睁眼，但烦躁不安伴谵妄状态，不能辨认周围人和事物。1 h 后患者神志清醒，对答切题，伴高热（腋温 39℃）、口干、大汗、非喷射性呕吐 1 次。该院行头颅 CT、胸部 X 线片、脑电图及心脏超声检查未见异常。心电图示：窦性心动过速，ST 改变。血常规：白细胞计数 $13.1 \times 10^9/L$、血红蛋白 160 g/L、中性粒细胞百分比 45.1%、血小板计数 $214 \times 10^9/L$；血生化：肌酐 191.6 μmol/L、总胆红素 17.1 μmol/L、直接胆红素 7.3 μmol/L、谷丙转氨酶 38 U/L、谷草转氨酶 103 U/L；电解质：钾 2.95 mmol/L。予以物理降温（冰袋放于大血管处降温）、补液等对症治疗，病情缓解不明显，各脏器损害有加重趋势。为求进一步诊疗，次日转入我院，转运过程中降温措施为冰袋降温。

3. 入院查体

体温（肛温）37.9℃，心率 85 次 / 分，血压 134/63 mmHg，呼吸（R）23 次 / 分，血氧饱和度 92%（吸入氧浓度 40%），意识清楚，查体合作，颈软无抵抗，双肺呼吸音清，未闻及明显干湿啰音；心界不大，律齐，各瓣膜区未闻及病理性杂音；腹

部查体未见明显异常，双下肢见散在条状抓痕，四肢肌力、肌张力正常，病理征阴性。

4. 辅助化验检查

血常规：白细胞计数 20.67×10^9/L、血红蛋白 146 g/L、中性粒细胞百分比 88.24%、血小板计数 102×10^9/L。

血生化：肌酐 316.3 μmol/L、总胆红素 43.60 μmol/L、直接胆红素 20.50 μmol/L、间接胆红素 23.10 μmol/L、谷丙转氨酶 137.80 U/L、谷草转氨酶 256.70 U/L、乳酸脱氢酶 811.60 IU/L；心肌酶谱：肌酸激酶 6825.80 U/L、肌钙蛋白 I 8.227 μg/L、肌酸激酶同工酶 17.080 U/L、肌红蛋白 5045.1 μg/L。降钙素原 2.34 ng/ml。

凝血功能：凝血酶原时间 47.30 s、纤维蛋白原 1.18 g/L、活化部分凝血活酶时间 175.00 s；D– 二聚体 3.62 mg/L。

电解质：钾 2.95 mmol/L。

二、入院诊断

①劳力型热射病；②多器官功能障碍综合征（急性心肌损伤、急性肾损伤、急性肝损害、急性呼吸窘迫综合征）；③弥漫性血管内凝血；④横纹肌溶解综合征；⑤低钾血症。

三、诊疗经过

主要治疗措施：①收入重症医学科监护；②降温毯降温，保持核心温度 < 39℃；③容量评估后补液扩容；④无创呼吸机辅助通气，给氧浓度 40%；⑤肌酐、尿素氮持续增高，尿量减少，给予床旁血液净化治疗；⑥营养心肌、抑酸、保肝、营养支持；⑦补凝抗凝治疗，根据凝血及血常规指标，输注血制品，给予低分子肝素抗凝；⑧广谱抗生素抗感染等治疗。

病情演变：

6月15日，胸部 X 线片可见大量的胸腔积液（图 10-1）；胸部超声见双侧中—大量胸腔积液，给予双侧胸腔穿刺引流，引流出清亮漏出液 1150 ml（右侧 750 ml，左侧 400 ml）。6 月 16 日夜间干呕后出现胸部撕裂性疼痛，随呼吸加重，考虑为胸水引流后脏层 - 壁层胸膜摩擦所致，给予拔除右侧引流管、对症止痛后好转。复查血常规，血红蛋白下降至 8.5 g/L，无呕血、黑便。查体右肺叩诊浊音，呼吸音消失。急查胸部 X 线片提示右侧胸腔大量积液（图 10-2）。床旁再次安置右侧胸腔闭式引流，引出大量血性胸腔积液，有凝血块。复查血红蛋白下降至 68 g/L。患者呼吸、心率加快，血压有所下降，给予输血补液治疗。鉴于患者高出血体质，6 月 18

日全麻下行胸腔镜下探查止血术，术中见：右侧胸腔内约 2000 ml 积血及约 1000 g 血凝块；胸膜顶见两处活动渗血的粘连带，相应肺尖可见小血肿，未见穿刺内口出血。电凝胸膜顶粘连带后未见明显活动性出血，予右侧第 6 肋间置入 28 号胸腔引流管一根。术后患者病情逐渐缓解，横纹肌溶解症好转，肝功能、心肌酶逐步正常，但肾功能恢复慢，持续少尿。

6 月 29 日转入肾内科间断行床旁血液净化治疗。1 个月后患者肾功能和尿量逐渐恢复正常。

8 月 15 日痊愈出院。出院后身体状况良好，未留任何后遗症。现已从事民航飞行员工作 5 年。

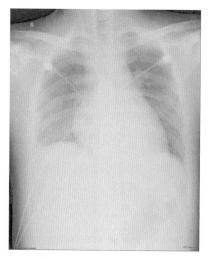

图 10-1　床旁胸部 X 线片（2015 年 6 月 15 日）

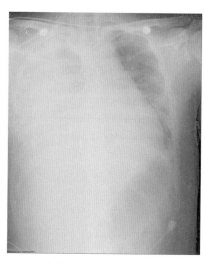

图 10-2　床旁胸部 X 线片（2015 年 6 月 17 日）

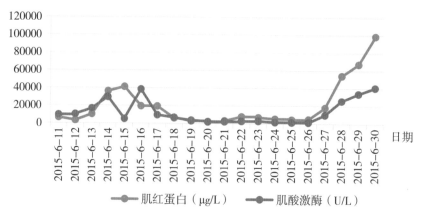

图 10-3　ICU 住院期间血清肌酸激酶和肌红蛋白的变化

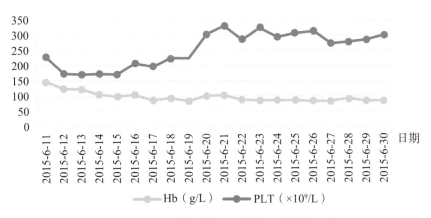

图 10-4　ICU 住院期间血红蛋白和血小板的变化

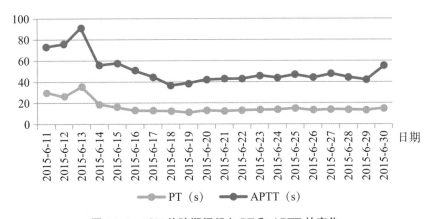

图 10-5　ICU 住院期间凝血 PT 和 APTT 的变化

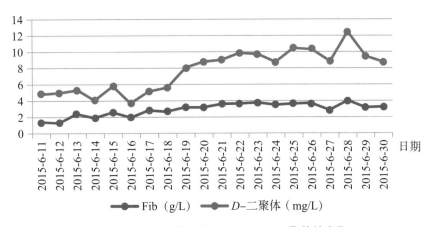

图 10-6　ICU 住院期间凝血 Fib 和 D- 二聚体的变化

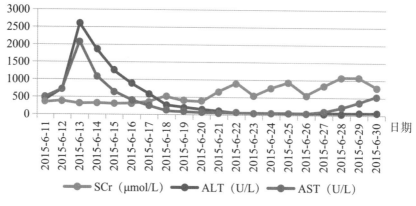

图 10-7　ICU 住院期间 SCr、ALT 和 AST 的变化

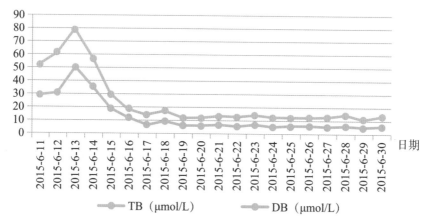

图 10-8　ICU 住院期间血清总胆红素（TBil）和直接胆红素（DBil）的变化

四、分析与讨论

中暑是夏季较为常见热损伤性疾病，由轻及重可分为先兆中暑、轻症中暑和重症中暑。热射病是最为严重的重症中暑，是机体暴露于热环境和（或）由剧烈运动引起的机体产热与散热失衡，以体温急剧升高（核心温度＞ 40℃）和中枢神经系统异常表现为特征的，常伴有危及生命的多器官功能障碍综合征[1]。根据发病原因和易感人群的不同，热射病可分为 CHS 和 EHS。CHS 发生在炎热环境，因机体散热障碍所致，常见于年老体弱、热适应能力差的人群；EHS 多由剧烈运动导致的产热超过机体的散热能力，多见于青壮年人群，是夏季体育运动员死亡的主要原因[2]。

本例患者系青壮年男性，发病前有剧烈运动史，现场表现为高热和意识障碍，现场救治不到位，体温下降较慢。后期则出现典型的以凝血、肝、肾功能损害及横纹肌溶解症为主的临床表现，符合 EHS 临床诊断。根据作者多年热射病救治经验，

EHS 患者初始数小时内化验常表现为血液浓缩，即血红蛋白升高，血尿酸、肌酐轻度升高，此期很少出现肝肾功能异常。数小时后严重者即可出现血小板和凝血功能急剧改变。因此，对于此期 EHS 不能掉以轻心，凝血和血常规 6 ~ 8 h 通常复查一次。肝功能改变往往具特征性，早期以转氨酶升高为主，3 ~ 5 天达峰值，此后逐渐下降，而胆红素升高往往落后于酶学指标 2 天，持续时间可长达数周之久。现场的核心体温升高是诊断 EHS 重要指标之一[3]。剧烈运动导致机体大量液体丢失，循环容量不足，此时皮肤血管收缩导致浅表皮温下降，皮表温度与实际核心体温相差较大。因此，EHS 体温监测应以直肠温度为准[4]。较为可惜的是，本例患者现场并未监测体温，抵达当地人民医院后测量的却是相对温度较低的腋温，导致外院未能及时诊治热射病，此是患者后期脏器功能损伤较重且持续时间较长的主要原因。

据作者多年的热射病救治经验，热射病特别是重型患者早期即有皮肤黏膜瘀点瘀斑、口鼻出血等现象。Adato 等[5]对 1995—2015 年发生的 8 例被困汽车内因发生热射病而死亡的儿童进行尸检，发现不仅有皮肤黏膜出血，而且多有浆膜、脑、肺等多脏器出血情况。这些现象表明热射病极易诱发出血体质。这种出血体质并不能全部归因于 DIC，还可能是由于热力损伤黏膜和血管结构所致[6]。因此，热射病患者早期应避免非必要的较大有创性手术或操作，以防止不可控制的出血。本病例干呕后出现胸腔大量出血，胸腔镜仅发现右侧胸膜顶粘连带渗血，也提醒我们应重视热射病患者机体的高出血体质。

总之，热射病是机体产热和（或）散热失衡导致的最为严重的热力性损伤，核心体温而非表面体温的检测是早期诊断和及时治疗热射病的关键。凝血功能紊乱和（或）血管结构的热力性损伤可能是热射病患者高出血素质的原因，常可导致不易控制的大出血，因此，热射病早期应尽量避免较大的有创性操作。

五、诊治体会与启示

热射病是机体产热和（或）散热失衡导致的最为严重热力损伤性疾病，劳力型热射病好发于青壮年，常有剧烈运动史。核心体温而非表面体温的检测是早期诊断和及时治疗热射病的关键，反映热射病产热 / 散热失衡最可靠的是核心体温升高；直肠温度是医院外较易获得内部温度，且最接近机体核心体温；现场积极降低核心温度决定患者的预后。

热射病往往伴随着高出血体质，全身皮肤黏膜及内脏器官出血是热射病较为常见并发症，早期深部出血难于发现。应密切监测患者凝血状况及潜在的脏器出血可能，尽量避免不必要的较大的有创性操作。

参考文献

［1］全军热射病防治专家组，全军重症医学专业委员会. 中国热射病诊断与治疗专家共识［J］. 解放军医学杂志，2019, 44（3）：181-196.

［2］Epstein Y. and Yanovich R. Heatstroke［J］. N Engl J Med，2019, 380（25）：2449-2459.

［3］Bouchama A. and Knochel JP. Heat stroke［J］. N Engl J Med, 2002, 346（25）：1978-1988.

［4］Roberts W O. Colapso pelo calor esforço induzido： reconhecimento para salvar vidas e tratamento imediato em instalações atléticas［J］. Revista brasileira de medicina do esporte, Niterói, 2005, 11（6）：363-366.

［5］Adato B，Dubnov-Raz G，Gips H，et al. Fatal heat stroke in children found in parked cars： autopsy findings［J］. Eur J Pediatr, 2016, 175（9）：1249-1252.

［6］Anim JT, Baraka ME, al-Gamdi S, et al. Morphological alterations in the nasal mucosa in heat stroke［J］. J Environ Pathol Toxicol Oncol, 1988, 8（7 Spec No）：39-47.

（刘畅、徐朝霞、李福祥　西部战区总医院）

病例 11

20 公里负重拉练后意识障碍、高热、腹泻

一、病例简介

患者，男，18 岁。20 公里负重拉练后高热伴意识障碍，于 2019 年 8 月 26 日 12：05 入中国人民解放军联勤保障部队第九一〇医院重症医学科。

1. 主诉

剧烈运动后高热伴意识障碍 2 h。

2. 现病史

战友代诉患者 2019 年 8 月 26 日（气温 29℃，相对湿度 35%）行 20 公里全装拉练（负重 35 千克），于当日 10：05 行至 15 公里处出现面色苍白、体力不支，随后出现意识障碍、呼之不应，无咳嗽、咳粉红色泡沫痰，无恶心、呕吐，无抽搐、双眼凝视，无大小便失禁。战友发现后立即送当地卫生队，血压测不出，腋温最高 40.7℃，给予降温、补液等对症治疗，患者仍神志不清、呼之不应，伴气促。至我院急诊就诊，给予物理降温、补液、镇静治疗，请我科会诊后，遂拟"热射病"收住重症医学科。

3. 发病诱因

高湿环境、剧烈运动。

4. 入科查体

体温（腋温）：37.6℃，脉搏：93 次 / 分，呼吸：28 次 / 分，血压：132/69 mmHg，末梢血氧饱和度 100%，急性面容，神志不清，呈浅昏迷状态，全身皮肤干热、无汗，皮肤、黏膜无黄染，双侧瞳孔等大等圆，直径约为 1.5 mm，对光反射迟钝。颈软，无抵抗，呼吸稍促，两肺呼吸音粗，未闻及干湿啰音，未闻及胸膜摩擦音。心率 93 次 / 分，律齐，心音正常，各瓣膜听诊区未闻及杂音，未闻及心包摩擦音。腹软，压痛、反跳痛，无法配合检查，移动性浊音阴性，肠鸣音弱，0 ~ 1 次 / 分。四肢肌力及肌张力正常。生理反射存在，病理反射未引出。

5. 入院辅助检查

1）实验室检验值（2019 年 8 月 26 日）

血生化：氨基末端 -B 型钠尿肽前体 460.90 pg/ml、肌红蛋白 2123.20 ng/ml、高敏肌钙蛋白 T 0.138 ng/ml。

血生化：白蛋白 42.4 g/L、总胆红素 15.60 μmol/L、直接胆红素 6.90 μmol/L、丙氨酸氨基转移酶 17.8 U/L、谷草转氨酶 29.3 U/L、降钙素原 0.019 ng/ml、钾 4.42 mmol/L、钠 142.30 mmol/L、肌酸激酶 449.5 U/L、肌酸激酶同工酶 23.0 U/L、乳酸脱氢酶 280.0 U/L、尿素 7.54 mmol/L、肌酐 153.8 μmol/L、尿酸 774.6 μmol/L、二氧化碳结合力 16.0 mmol/L。

血常规 +C 反应蛋白：白细胞计数 4.78×10^9/L、红细胞计数 4.70×10^{12}/L、血小板计数 119.00×10^9/L、中性粒细胞百分比 67.24%、C 反应蛋白 0.22 mg/L。

凝血功能：凝血酶原时间 12.30 s、凝血酶原活动度 83.00%、活化部分凝血活酶时间 17.50 s、纤维蛋白原 2.23 g/L、$D-$ 二聚体 2.72 mg/L。

2）影像学检查

头胸 CT：未见异常。

腹部 CT：肝脏及脾脏密度欠均匀。

二、诊断

劳力型热射病。

三、诊疗过程

1. 现场救治

立即送当地卫生队，血压测不出，腋温最高 40.7℃，给予降温、补液等对症治疗，患者仍神志不清、呼之不应，伴气促。

2. 转运后送

转运过程不详。

3. 首诊科室（急诊科）

给予物理降温、补液、镇静治疗。

4. 重症医学科（ICU）治疗方案

立即予以告病危，按热射病治疗原则积极对症支持治疗，密切监测生命体征。予以积极控制体温（冰毯降温、补液），多器官功能支持（机械通气、血液净化、输血、脑保护、抗感染、抑酸、营养支持），抗凝等治疗（图 11-1）。

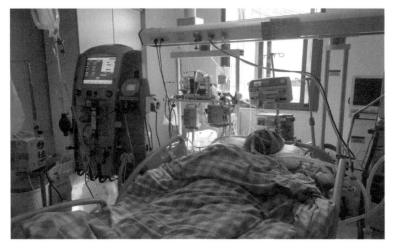

图 11-1 患者应用血液净化、机械通气治疗中

病情变化：

入院当日患者出现严重腹泻，为恶臭水样便，量约 5000 ml（图 11-2）。考虑患者胃肠道屏障功能受损，立即予万古霉素 0.5 g q12 h 灌肠，以肠道去污，调节肠道菌群，并予生大黄粉 10 g q12h 胃管注入，并在床旁超声、中心静脉压（central venous pressure，CVP）监测下补液，19 h 共输入约 9500 ml 液体。夜间患者出现血压下降，最低 85/50 mmHg，床边彩超提示心功能下降，射血分数 52%，予补液、去甲肾上腺素联合多巴酚丁胺泵入升压后，血压稳定。复查血小板计数 45.00×10⁹/L、凝血酶原时间 16.00 s、凝血酶原活动度 53.10%、活化部分凝血活酶时间 27.50 s、纤维蛋白原 1.78 g/L，予输注 800 ml 新鲜冰冻血浆、补充 1 治疗量血小板改善凝血功能。

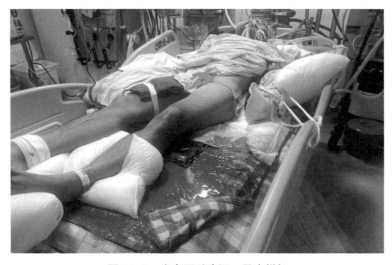

图 11-2 患者严重腹泻，呈水样便

2019 年 8 月 27 日热射病专家组会诊，考虑患者肠衰竭明显，予以补液扩容，保护胃肠道屏障，少量糖盐水胃管内注入，维持胃肠道功能。动态监测凝血常规、血栓弹力图等，警惕 DIC，必要时予以输血补充凝血因子、血小板等。动态监测肝肾功能，予以保护脏器治疗。复查生化：总胆红素 51.20 µmol/L、间接胆红素 27.80 µmol/L、丙氨酸氨基转移酶 213.9 U/L、谷草转氨酶 306.0 U/L，提示肝功能受损，予以保肝退黄治疗。

2019 年 8 月 28 日患者神志清楚，予以停呼吸机拔管，复查血肌酐未见明显上升，停用床边 CRRT 治疗，进食少量流质未见呛咳。

5. 预后

至 2019 年 9 月 12 日患者恢复良好，精神状态佳，未诉特殊不适，痊愈出院。出院后 1 个月、3 个月复查，无任何后遗症。

四、分析讨论

问题 1：劳力型热射病有何发病特点？该病例的诊断依据有哪些？

EHS 是热射病的严重类型，常见于夏季剧烈运动的健康年轻人，尤其是在夏季参加军事训练的部队官兵。ESH 病情凶险、进展迅速，病死率可高达 60%[1]。该患者有明确暴露于高温高湿环境及高强度运动史，结合患者出现意识障碍，核心温度高于 40℃，多器官功能损伤（肝、肾、横纹肌、胃肠等），合并凝血功能障碍，根据 2019 版《中国热射病诊断与治疗专家共识》[2]可明确诊断为 EHS。但仍需与脑血管疾病、感染性疾病、代谢性疾病等相鉴别，急诊实验室检查及 CT 基本可排除其他诊断。

问题 2：热射病发生多器官功能障碍综合征的机制有哪些？

热射病时，一般早期即可出现多器官功能障碍综合征（multiple organ dysfunction syndrome，MODS）。持续的热应激，损害胃肠道细胞活力和细胞渗透性，胃肠道内产生的氧化应激和亚硝化反应损伤肠上皮细胞膜，破坏细胞间连接，降低内毒素清除能力，使内毒素和病原体渗入体循环，致内毒素血症，并可能进而导致 MODS[3]。既往研究证实肠道为体内最多的细菌库、内毒素库，独特的体内生理环境成为其参与全身炎症反应综合征（systemic inflammatory response syndrome，SIRS）和 MODS 病理生理过程的重要因素。热射病的关键病理生理变化是热打击引起的 SIRS 引发的 MODS，而这种 SIRS 反应也被认为是由于肠道通透性增加，肠黏膜屏障功能受损，肠内细菌移位所致。在 SIRS 的下游，复杂的反应相互作用可能最终导致失血性休克、DIC、多器官功能衰竭（multiple organ failure，MOF）和可能的死亡[4]。重症中暑早期即可导致小鼠肠黏膜损害，且肠黏膜屏障功能障碍与全身炎症反应密切相关[5]。

问题 3：结合该病例，热射病患者发生胃肠道功能障碍时如何处理？

热射病患者发病早期即可出现胃肠功能紊乱表现，如恶心、呕吐、腹痛、腹泻等，严重者可出现消化道出血、穿孔、腹膜炎等。有效降温和积极液体复苏是减轻或防止胃肠损伤的最重要措施。在胃肠功能保护方面，临床上的主要措施是早期肠内营养。但该患者入院时病情危重，明显腹泻，多脏器功能不全，当夜出现血流动力学不稳定，不主张给予早期（72 h 内）肠内营养支持或补充益生菌。72 h 后，如患者血流动力学及内环境稳定，且无消化道出血和麻痹性肠梗阻，应尽早给予肠内营养。

五、诊治体会与启示

（1）劳力型热射病诊断要点：①高温、高湿、剧烈运动；②高热（>40℃）；③多器官（≥2 个）功能不全。因此，要详细了解病史，严密监测脏器功能，尽早发现，避免误诊、漏诊。

（2）热射病早期即可出现凝血、肝、肾功能等多器官功能障碍，早期需动态监测相关指标，尽早发现，避免延误脏器支持时机；早期多器官功能障碍可能与胃肠道屏障受损，肠内细菌移位致 SIRS 有关，应关注肠道管理。

（3）热射病多以意识障碍伴高热为首发症状，需注意与相关神经中枢系统疾病相鉴别。

（4）严密监测凝血功能，可结合凝血四项及血栓弹力图，精确指导补充凝血底物，在早期即可避免 DIC 发生，降低死亡率。

（5）积极使用连续性血液净化（continuous blood purification，CBP），可以有效血管内降温，精确控制容量，维持内环境稳定，并可清除炎症因子，减轻继发性损伤。

参考文献

［1］宋青，刘树元. 劳力型热射病致死性误区分析［J］. 东南国防医药，2018，20（5）：449-453.

［2］全军热射病防治专家组，全军重症医学专业委员会. 中国热射病诊断与治疗专家共识［J］. 解放军医学杂志，2019，44（3）：181-196.

［3］Heled Y, Fleischmann C, Epstein Y. Cytokines and their role in hyperthermia and heat stroke［J］. Basic Clin Physiol Pharmacol, 2013, 24（2）：85-96.

［4］李奕鑫，陈芳顺，赵枫，等.热环境对机体功能影响的机制及防护研究进展［J］.中华创伤杂志，2021，37（4）：373-378.

［5］曹才文，何旋，李莉，等.重症中暑早期肠黏膜屏障功能损害与全身炎症反应的相关性研究［J］.中华危重病急学，2016，28（4）：303-307.

（蔡雅婷、李奕鑫　福建泉州联勤保障部队第九一〇医院）

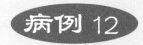

5 公里负重跑后高热、意识障碍、双大腿胀痛

一、病例简介

患者，男性，22 岁。当日气象（温度 28℃，湿度 60%），进行负重（5 kg）5 公里跑步考核。

1. 主诉

高热、意识障碍伴双大腿胀痛 7 h。

2. 现病史

患者 2017 年 5 月 18 日 20：00 武装 5 公里运动后出现高热，腋温最高 40.2℃，并出现头晕、大汗、恶心，无呕吐，伴双侧大腿胀痛，就诊过程中突发意识障碍，躁动，约 20 min 后缓解。就诊于我院急诊科，入院时神志清楚，自动体位，测腋温 40.2℃，经扩容补液约 3000 ml 后仍无尿，为进一步检查及治疗急诊以"热射病"收入 ICU。患者入院时精神尚可，食欲差，睡眠正常，体重无明显变化，水样便，排尿正常。APACHE Ⅱ 评分 9 分。

3. 发病诱因

高湿天气负重训练；训练当日曾出现腹泻，约 4 次。

4. 辅助检查

血常规：白细胞计数 16.90×10^9/L、中性粒细胞百分比 61.50%、血红蛋白 157 g/L、红细胞计数 5.3×10^{12}/L、血细胞比容 49%、血小板计数 210×10^9/L；

凝血功能：凝血酶原时间 11.8 s、凝血酶原活动度 90%、国际标准化比值 1.07、活化部分凝活酶时间 25.3 s、纤维蛋白原含量 3.42 g/L、凝血酶时间 12.8 s、$D-$ 二聚体 6467 μg/L；

血生化：尿素氮 11.00 mmol/L，血肌酐 201.01 μmol/L，谷草转氨酶 92.5 U/L，血淀粉酶 199.8 U/L，肌酸激酶 598.3 U/L，乳酸脱氢酶 615.7 IU/L，肌酸激酶同工酶

33.65 U/L。

二、诊断

①劳力型热射病；②急性肾损伤；③急性肝损伤；④弥散性血管内凝血；⑤横纹肌溶解综合征；⑥低蛋白血症；⑦低血容量性休克；⑧低钾血症；⑨低血糖。

三、诊疗经过

1. 现场救治

患者晕倒后立即送至医务室，给予脱衣、电风扇吹风降温，30 min 后，患者仍意识不清伴躁动，期间未进行体温监测。

2. 转运后送

呼叫地方 120 救护车进行转送，转送途中突发意识障碍，躁动，约 20 min 后缓解。车上未测体温。

3. 首诊科室（急诊科）

患者神志清楚，自动体位，测腋温 40.2℃，给予酒精擦浴、经扩容补液约 3000 ml 后仍无尿。1 h 后测腋温 39℃，转入 ICU。

4. 我院重症医学科救治

入院后完善化验、检查，报病危，考虑患者病情可能迅速进展，危及生命，立即予持续电冰毯、酒精擦浴、冰袋等快速降温，控制腋温在 38.0℃以下，予快速扩容、补液，去甲肾上腺素等抗休克，同时快速纠正低血钾（血钾 1.8 mmol/L），低血糖（2.1 mmol/L），并床旁行 CRRT，予亚胺培南西司他丁钠抗感染、乌司他丁抗炎等治疗。监测血常规（图 12-1）、血生化、凝血功能等化验，完善心电图、胸部 X 线片、超声等辅助检查。5 月 19 日（入院 12 h 内）7：00 凝血功能：凝血酶时间＞300 s、纤维蛋白原含量 1.12 g/L、活化部分凝血活酶时间 67.9 s、国际标准化比值 2.62、凝血酶原活动度 29%、凝血酶原时间 29.4 s；$D-$二聚体 51 456 μg/L、纤维蛋白降解产物 298 300 μg/L、血小板 46×10^9/L，提示 DIC 迅速加重，血小板进行性下降，凝血障碍加重，且患者皮肤出现大量瘀斑（图 12-2A）。予每日监测血栓弹力图变化（图 12-3），同时补充大量新鲜冰冻血浆、血小板、凝血酶原复合物、人纤维蛋白原等凝血因子，同时应用低分子肝素钠（4250 U，1 次 / 日）抗凝，以阻止 DIC 进展，继续每 4 小时一次监测凝血功能，后患者凝血功能逐渐恢复至正常水平（图 12-4）。入院 48 h，监测患者发现心肌酶、B 型钠尿肽、全血肌钙蛋白升高，给予极化液、磷酸肌酸钠等营养心肌治疗。入院后监测转氨酶及胆红素呈升高趋势

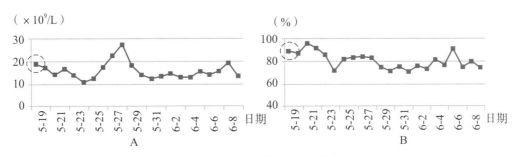

图 12-1　血常规变化（A、B）

A. 白细胞变化；B. 中性心粒细胞百分比变化。圆圈所示为入院时检测数值

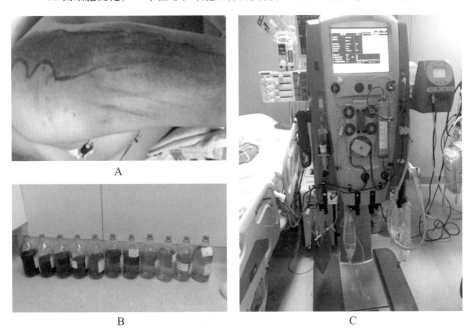

图 12-2　患者临床资料（A～C）

A. 皮肤大量瘀斑；B. 尿液颜色随治疗时间变化；C. 血浆置换

（谷丙转氨酶 62.6 U/L、谷草转氨酶 319.8 U/L、总胆红素 15.0 μmol/L、直接胆红素 7.1 μmol/L），给予保肝、降酶、退黄治疗。5 月 20 日（入院 72 h 内）查谷丙转氨酶 1514.5 U/L、谷草转氨酶 2732.2 U/L、总胆红素 79.9 μmol/L、直接胆红素 24.67 μmol/L，肝胆功能急进性恶化，5 月 21 日行血浆置换治疗 1 次（图 12-2C），后患者转氨酶、胆红素逐渐下降，继续使用保肝、降酶、退黄药物至肝胆指标降至正常（图 12-5）。患者肾功能不全、横纹肌溶解、胰腺功能损伤（血淀粉酶 434 IU/L、肌酐 162.3 μmol/L、尿素氮 6.52 mmol/L、肌红蛋白 136.3 ng/L）（图 12-6），予水化、利尿，同时床旁行 CRRT 以清除炎症介质、降肌酐和尿素氮、调节电解质和酸碱平衡治疗。根据患者病情程度，行热射病集束化治疗方案及个体化对症处理。

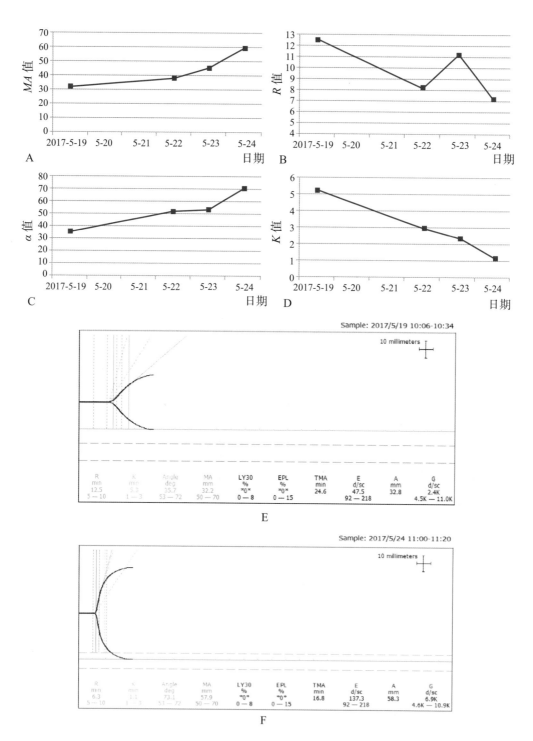

图 12-3　血栓弹力图变化（A ~ F）

A. *R* 值变化；B. *α* 角变化；C. *MA* 值变化；D. *K* 值变化；E. 入院第 1 天血栓弹力图；F. 入院第 5 天血栓弹力图

5月30日（入院第12日）患者出现全身水肿加重，夜间间断出现胸闷、憋气等不适，B型钠尿肽进行性升高，考虑出现容量过负荷及本身心功能受损诱发急性心力衰竭，予利尿、CRRT脱水后，憋气、水肿症状明显好转，氧合改善。经积极综合支持治疗，患者逐渐病情好，尿液颜色由茶色逐步变为淡黄色（图12-2B），尿量2000 ml～3000 ml/d，后转入肾脏病科继续治疗。肾内科继续予补液、碱化尿液、保肝等治疗。后化验示肌酸激酶、肌红蛋白、心肌酶、谷丙转氨酶、谷草转氨酶、胆红素及肾功能指标均逐渐恢复正常。

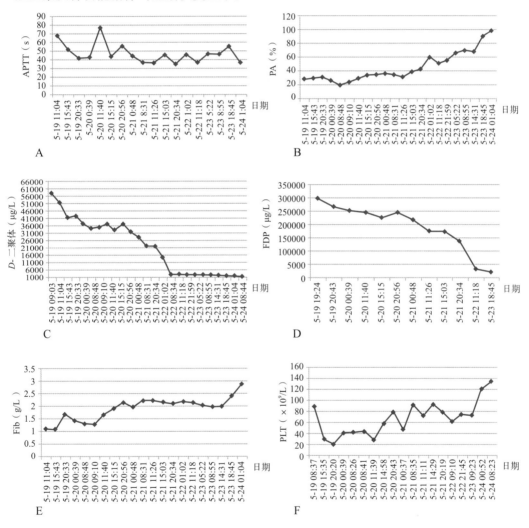

图12-4　凝血功能变化（A～F）

A：APTT. 活化部分凝血活酶时间；B：PA. 凝血酶原活动度；C：*D*-Dimer.*D*- 二聚体；D：FDP. 纤维蛋白原降解产物；E：Fib. 纤维蛋白原；F：PLT. 血小板

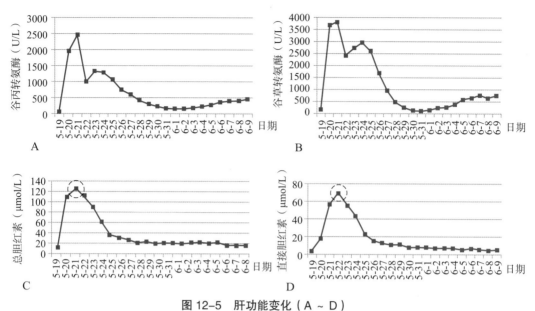

图 12-5　肝功能变化（A～D）

A.谷丙转氨酶；B.谷草转氨酶；C.总胆红素；D.直接胆红素。圆圈表示行血浆置换治疗

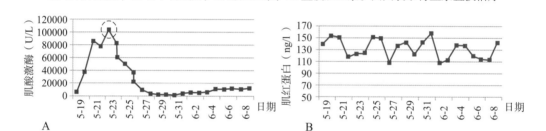

图 12-6　血肌酸激酶（CK）和肌红蛋白变化（A、B）

A.肌酸激酶变化，蓝色圆圈表示肌酸激酶高峰；B.肌红蛋白变化

5. 预后

住院 46 天后痊愈出院。

四、讨论与分析

问题 1：如何识别劳力型热射病？

根据 2019 版《中国热射病诊断与治疗专家共识》热射病的诊断标准，该患者在高温、高湿环境中，进行了高强度运动且出现多器官功能不全综合征，以 DIC、急性肝损伤、急性肾衰竭、横纹肌溶解综合征、电解质紊乱为著，因此，可诊断劳力型热射病。

问题 2：热射病的易感因素有哪些？

热射病发生的易感诱因分为两大类：外部诱因和个体诱因[1]。

（1）外部诱因：主要与外界环境有关。包括气温、湿度、风速、地区差异和社会因素等。高温、高湿和低风速的环境中会减弱机体的散热功能，引起体内热量聚集，导致核心温度急速上升，从而引发热射病。

（2）个体诱因：热射病的发生与个体差异有关。诱因包括多个方面：先天因素、生理因素、病毒或细菌感染、皮肤疾病、心脑血管疾病、内分泌疾病、多发性硬化症、肿瘤等。

该病例发生热射病，既存在外部诱因也存在个体诱因。该患者考核当日气温较高、湿度相对较大。且考核前天存在腹泻症状，因此在上述外部诱因和个体诱因的综合作用下，致使该患者发生热射病的风险大大增加。

问题3：急性肝衰竭和DIC的诊断标准是什么？

急性肝衰竭的诊断标准：急性起病，在2周之内出现Ⅱ度以上的肝性脑病且出现以下四种情况：①患者高度乏力、高度腹胀；②黄疸进行性加重，总胆红素 > 171 μmol/L，或每天上升 17.1 μmol/L 以上；③凝血功能较差，国际标准化比值 > 1.5，凝血酶原活动度 < 40%；④患者出现肝脏进行性变小。该患者的谷丙转氨酶、谷草转氨酶在热打击后第1天开始迅速升高，第3天达到高峰，而直接胆红素和总胆红素在第3天开始进行性升高，第4~5天达到高峰，符合热射病肝损伤后，肝酶和胆红素的变化规律。此外该患者热射病发生即出现严重低血糖（2.1 mmol/L），提示肝脏损伤严重。

DIC的诊断标准：实验室检查符合下列标准（同时有以下三项以上异常）：①血小板 < 100×10^9/L 或呈进行性下降；②血浆纤维蛋白原含量 < 1.5 g/L 或呈进行性下降，或 > 4.0 g/L；③3P试验阳性或血浆纤维蛋白降解产物 > 20 mg/L 或 D-二聚体水平升高（阳性）；④凝血酶原时间缩短或延长 3 s 以上或呈动态性变化，或活化部分凝血活酶时间延长 10 s 以上。

问题4：血浆置换在肝衰竭合并DIC治疗中的作用？

对于胆红素迅速升高且合并DIC的重症患者，应尽早行人工肝治疗，如血浆置换或血浆透析滤过（PDF）。如病情进展迅速可进行杂合式血液净化治疗，即血浆置换或PDF与CRRT交替进行，疗程依患者病情而定[2]。患者入院后出现严重肝损伤后，5月21日进行了血浆置换，继之CRRT，同时联合药物保肝治疗后，患者肝酶及胆红素呈进行性下降，1周后患者肝功能恢复正常。

问题5：血栓弹力图在重症热射病治疗中有什么指导意义？

血栓弹力图（TEG）可监测全血标本凝血动态的全过程，目前已有热射病合并凝血紊乱的TEG相关特征的研究报道[3]。因此对患者的凝血功能进行准确监测至关重要。该患者血栓弹力图结果特点：R 值与 K 值明显延长，α 角度明显减小，MA 值与 CI 值明显降低。说明该患者早期即存在严重的凝血功能紊乱，表现为严重低凝状态，凝血因子、纤维蛋白原和血小板总体功能明显降低。2019 版《中国热射病诊断与治疗专家共识》推荐[2]，采用凝血因子标志物联合 TEG 等全血功能监测设备判断抗凝时机，在合并显著脏器功能损害的情况下，即可在启动目标导向替代治疗的同时启动抗凝治疗。该患者在血栓弹力图指导下，补充凝血底物，同时给予低分子肝素进行抗凝，治疗第 5 天凝血功能恢复正常。

五、诊治体会与启示

1. 诊治体会

重症热射病患者的诊治过程，需要医疗团队中每一位医护人员的努力，通过细心、耐心以及敏锐的洞察力，给予患者精准的治疗方案（图 12-7）。

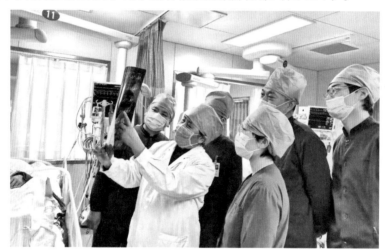

图 12-7　张玉想教授带领团队进行教学查房

1）劳力性热射病诊断要点

（1）高强度运动。

（2）多脏器（≥ 2 个）功能损伤

因此，要严密监测脏器功能，早发现，避免误诊、漏诊。

2）热射病早期即发生多脏器功能损伤

多脏器功能损伤以凝血、肝脏、肾脏等脏器功能损伤为著，需动态监测，避免延误脏器支持治疗。

2. 启示

（1）降温第一，转运第二，边转运，边降温。

（2）血栓弹力图可准确检测凝血功能，精确指导补充凝血底物，是指导DIC治疗的有效工具。

（3）严密监测肝功能变化，胆红素快速升高合并DIC时，及早行人工肝（血浆置换），同时联合CRRT治疗。

参考文献

［1］全军热射病防治专家组.中国热射病诊断与治疗专家共识［J］.解放军医学杂志，2019，44（3）：181-195.

［2］娄云鹏，王洪萍，李海玲，等.劳力性热射病救治时机对预后的影响：附2例对比报告［J］.中华危重病急救医学，2016，28（8）：744-746.

［3］简明，章保新，喻红波，等.军事训练致劳力型热射病易感因素与临床表现分析［J］.灾害医学与救援（电子版），2017（1）：12-15.

［4］谢胜德，卢梓添，梁秀丽.血栓弹力图指导重症中暑患者早期凝血功能紊乱治疗的临床研究［J］.首都食品与医药，2020，27（15）：22-23.

（王佳兴、张玉想、宣律、蒋波笛　解放军总医院第八医学中心）

10 公里负重长跑后
意识障碍、高热、少尿、黄染

一. 病例简介

1. 主诉

患者，男，24 岁，特警。因负重长跑后意识障碍 13 天，于 2021 年 8 月 15 日 13：10 入我科。

2. 现病史

长跑后发热伴意识丧失 13 天。患者于 2021 年 8 月 2 日 10：30（当日气温 23 ~ 32℃，相对湿度 75%）剧烈运动（负重跑步 10 公里）后，突发高热，体温最高 39℃，无寒战，并出现意识丧失，呼之不应。急送至单位医务室，予冰块、泼水等物理降温，予输注葡萄糖，无明显改善。1 h 后通过急救车转运至北京市清华长庚医院，在急救车上出现大小便失禁，无角弓反张、四肢僵直、口吐白沫。入北京市清华长庚医院发热门诊，给予开放静脉、补液、冰袋降温、心电监护等处理，查体：瞳孔正大等圆，对光反射灵敏。急查化验示：白细胞计数 13.56×10^9/L，红细胞计数 6.14×10^{12}/L，血红蛋白 181 g/L，血小板计数 227×10^9/L，中性粒细胞百分比 59.2%；谷丙转氨酶 83.3 U/L，白蛋白 62.3 g/L；尿素氮 11.1 mmol/L，肌酐 216 μmol/L；钙 2.64 mmol/L，血葡萄糖 2.13 mmol/l，钾 3.75 mmol/L，钠 148 mmol/L，肌酸激酶 957 U/L，肌酸激酶同工酶（质量法）44 ng/ml，肌红蛋白 7466 ng/ml，高敏肌钙蛋白 I 0.469 ng/ml，D- 二聚体 9.57 mg/L，纤维蛋白降解产物 18.34 mg/L，立即予高糖静推后患者意识恢复，小便可控制，入院 4 h 内稀便 6 次，无明显腹痛，胸部 CT 及头 CT 未见明显异常，为进一步治疗以热射病、急性肾功能不全、横纹肌溶解、腹泻原因待查收入清华长庚医院。入院后患者意识清楚，无尿，腹胀，自解黄色稀便 250 ~ 500 ml/d。复查化验：血小板 23×10^9/L，凝血酶时间 43.4 s，凝血酶原时间 34 s，凝血酶原时间活动度 23%，凝血酶原时间比值 2.81，国际标准化比值 3.04，活化部分凝血活酶时间 57.3 s，纤维蛋白原 1.41 g/L，D- 二聚体 8.72 mg/L；谷丙转氨酶＞ 7000 U/L，谷草转氨酶 5317.3 U/L，总胆红素 116.2 μmol/L，直接胆红素 43.6 μmol/L，白蛋白 31.3 g/L；尿素氮 26.1 mmol/L，肌酐 674.4 μmol/L；血葡萄糖 6.13 mmol/L，淀粉酶 2860.6 U/L，肌酸激酶 10538 U/L，肌酸激酶同工酶（质量法）276.7 ng/ml，肌红蛋白 6622 ng/ml；大便潜血阳性（＋）。考虑热打击造成凝血功能异常、血小板减少症、横纹肌溶解、肝损害、肾损害、胰腺损害、心肌损害、肠道损害等，予物理降温，禁食水，抑酸，输注血小板、血浆，扩容补液，保肝，退黄，降氨，左氧氟沙星抗感染，连续性肾脏替代治疗（CRRT），静脉营养支持等治疗。患者体温控制在 36.5 ～ 37.5℃，血压偏高，予尼卡地平控制血压，8月5日未再腹泻，但腹胀明显，出现憋气，伴血氧饱和度下降，需间断无创呼吸机改善症状，床旁胸部 X 线片示胸腔积液（图 13-1），分别于 8 月 6 日、8 月 9 日行右侧、左侧胸腔积液穿刺置管，患者氧合较前改善，无气短。8月9日腹胀逐渐缓解，复查胸部 CT（图 13-2），腹部 CT（图 13-3）。停用左氧氟沙星。8 月 12 日 17：00 停止 CRRT，小剂量利尿药泵入后尿量逐步增多，但肌酐、尿素氮进行性升高。肝酶、肌酶、胰酶呈下降趋势，但胆红素进行性升高，于 8 月 12 日、8 月 13 日行血浆置换共 2 次。8 月 14 日右侧穿刺点附近皮下血肿形成，予腹带加压固定。8 月 15 日 12：30 左右至我院就诊，为进一步检查及治疗，以热射病转入我院。

3. 发病诱因

高温高湿环境（气温最高 32℃，相对湿度 75%）下负重跑步 10 公里。

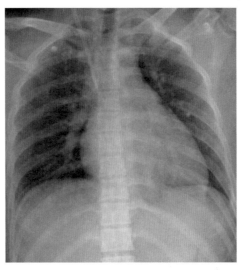

图 13-1　胸部 X 线片

双侧肋膈角消失，肺纹理增多

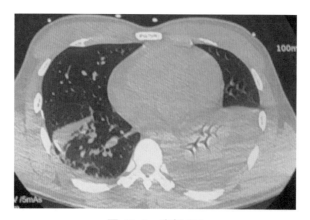

图 13-2　胸部 CT

右肺下叶少许炎症，左肺下叶膨胀不全，两侧少量胸腔积液

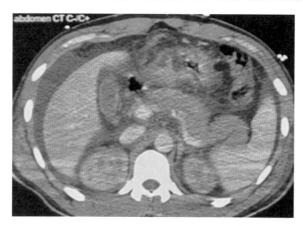

图 13-3　腹部 CT

肝脏实质强化不均，双肾实质强化减低，胃肠道水肿，中 - 大量腹盆腔积液

4. 入院查体

体温 36.5℃，心率 70 次 / 分，呼吸 25 次 / 分，血压 149/86 mmHg，经皮血氧饱和度 98%，神志清楚，言语流利，对答切题，皮肤黏膜黄染（图 13-4），双瞳孔等大等圆，对光反射灵敏；呼吸稍急促，双肺呼吸音清，未闻及干湿啰音；左右两侧胸腔分别有一根胸腔引流管接无菌引流袋，可见淡黄色液体引出，右侧胸腔置管处可见大片青紫，局部可触及肿块（图 13-5）。腹胀，全腹有压痛，无反跳痛及肌紧张，肠鸣音亢进。

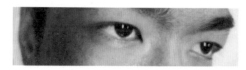

图 13-4　巩膜黄染

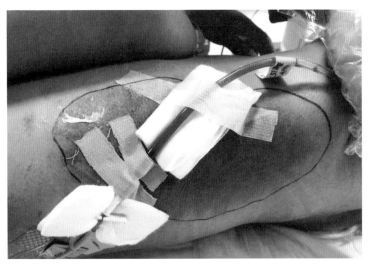

图 13-5　右胸壁血肿

5. 辅助检查

白细胞计数 19.60×10^9/L，红细胞计数 2.8×10^{12}/L，血红蛋白 83 g/L，血小板计数 101×10^9/L，中性粒细胞百分比 85.60%，中性粒细胞计数 16.80×10^9/L；凝血酶原时间 16.9 s，凝血酶原活动度 53%，PT 国际标准化比值 1.53，活化部分凝血活酶时间 30.6 s，纤维蛋白原含量 1.68 g/L，凝血酶时间 19.9 s，D- 二聚体 3240 μg/L；B 型钠尿肽 693 pg/ml，肌红蛋白 149.2 ng/ml，谷丙转氨酶 217.2 U/L，谷草转氨酶 137.5 U/L，尿素氮 49.68 mmol/L，肌酐 731.50 μmol/L，总胆红素 330.3 μmol/L，直接胆红素 254.54 μmol/L，血淀粉酶 158.3 IU/L，乳酸脱氢酶 552.9 IU/L。APACHE II 14 分。胸部 CT 见图 13-6。腹部 CT 见图 13-7。

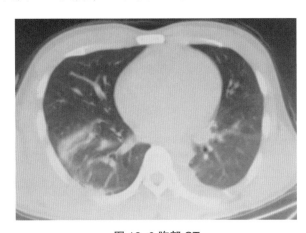

图 13-6 胸部 CT

两侧胸腔积液引流术后改变，右侧胸壁穿刺区血肿，两肺感染

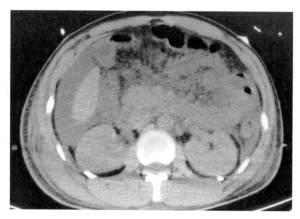

图 13-7 腹部 CT

腹腔积液，腹膜炎可能

二、入院诊断

①劳力型热射病；②横纹肌溶解综合征；③肺部感染；④急性肝衰竭；⑤急性肾衰竭；⑥急性胰腺炎；⑦腹腔积液；⑧胸腔积液；⑨贫血；⑩凝血功能异常；⑪应激性溃疡伴出血；⑫低蛋白血症；⑬电解质紊乱；⑭皮下血肿形成；⑮高血压病2级，低危组。

三、诊疗经过

1. 现场救治

患者于 2021 年 8 月 2 日 10：30 发病，急送至单位医务室，予冰块、泼水等物理降温，予输注葡萄糖，病情无明显改善。

2. 转运后送

发病 1 h 后通过急救车转运至北京市清华长庚医院，在急救车上出现大小便失禁，无角弓反张、四肢僵直、口吐白沫。于北京市清华长庚医院发热门诊给予开放静脉、补液、冰袋降温、心电监护、升血糖等处理，并收住院。结合患者临床表现及化验检查结果，考虑热打击造成凝血功能异常、血小板减少症、横纹肌溶解、肝损害、肾损害、胰腺损害、心肌损害、肠道损害等，予物理降温，禁食水，抑酸，输注血小板、血浆，扩容补液，保肝，退黄，降氨，左氧氟沙星抗感染、CRRT、静脉营养支持等治疗，并因大量胸腔积液行右侧、左侧胸腔积液穿刺置管引流；患者氧合较前改善，无气短，腹胀逐渐缓解，小剂量利尿药泵入下尿量逐步增多，肝酶、肌酶、胰酶呈下降趋势，但肌酐、尿素氮、胆红素进行性升高，于 8 月 12 日、8 月 13 日行血浆置换共 2 次。

3. 我院治疗方案

患者直接转入我院重症医学科。入科时憋气、腹胀、腹痛，急查超声检查提示：双侧胸腔积液（左侧可见肺不张）右侧胸壁异常回声（血肿？），肝周、脾周及下腹肠祥间可见液性暗区，下腹部最大深度约 8.0 cm。考虑憋气为腹胀及大量腹腔积液所致，予留置胃管，接胃肠减压，送检胃液潜血阳性（＋），行超声引导下腹腔穿刺置管术，引流深黄色清亮腹腔积液（图 13-8），送检腹腔积液常规、生化提示漏出液。右侧胸壁血肿，请胸外科会诊，根据超声考虑血肿来源为穿刺处，位于皮下及肌间，行血肿穿刺阴性，予拔除右侧胸腔引流管，局部加压胸带固定，并予血浆补充凝血因子，防止血肿进一步扩大。患者憋气、腹胀明显好转，未再腹痛，食欲逐渐好转，8 月 16 日拔除胃管，开始进流食顺利。

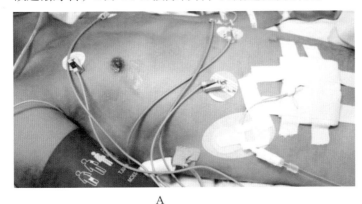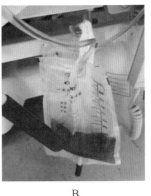

A   B

图 13-8　腹腔穿刺置管引流腹腔积液（A、B）

入院后尿量正常，但监测肌酐仍呈上升趋势，肌酐最高 731.5 μmol/L，肾脏、膀胱超声检查提示：左肾体积稍增大，右肾声像图未见异常。8 月 15 日予 CRRT，8 月 21 日停 CRRT，尿量正常，肌酐未再进一步升高，8 月 21 日肌酐降至正常。监测转氨酶相对稳定，但胆红素持续升高，总胆红素最高 437.6 μmol/L，予还原型谷胱甘肽、异甘草酸镁、多烯磷脂酰胆碱保肝，腺苷蛋氨酸退黄，甲泼尼龙琥珀酸钠 40 mg 减轻炎症反应等药物治疗，完善肝胆超声检查提示：肝大，肝实质回声增粗；胆囊壁增厚，胆囊胆汁淤积。给与甲泼尼龙琥珀酸钠加量至 80 mg 抗炎，并逐渐减量。8 月 17 日开始血浆置换治疗（图 13-9），血浆置换后胆红素有下降趋势，但反弹较快，至 9 月 7 日共进行血浆置换 11 次，胆红素逐渐稳定在 180 μmol/L 左右。2021 年 9 月 27 日转解放军总医院第五医学中心进行专科保肝治疗，疗程 14 天。患者总共住院治疗 70 天，好转出院。随访至今，化验正常，无任何后遗症。

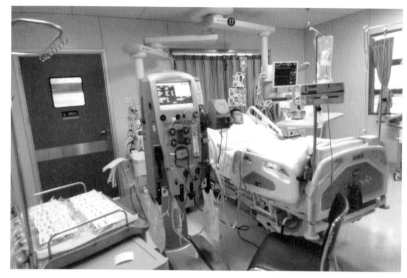

图 13-9　行血浆置换治疗

患者院外监测体温 36.5 ~ 38℃，入院后最高体温 37.2℃，存在腹泻、腹胀等消化道症状，无明显咳嗽、咳痰，监测白细胞计数（14 ~ 19.60）×10⁹/L，中性粒细胞百分比 85% ~ 95%，淋巴细胞（0.41 ~ 1.86）×10⁹/L，中性粒细胞 / 淋巴细胞比值（neutrophil-lymphocyte ratio，NLR）平均值 20，血小板 / 淋巴细胞比值（platelet-lymphocyte ratio，PLR）平均值 200；降钙素原 5.57 ng/ml；胸、腹部 CT 可见双肺感染，腹膜炎征象，予美罗培南 + 卡泊芬净联合抗感染治疗。8 月 20 日突发高热，体温 39.6℃，伴寒战，无循环波动，炎症指标明显升高（白细胞计数 14.19×10⁹/L，中性粒细胞百分比 95%，CRP 由 2.65 mg/L 升至 24.4 mg/L，NLR 134，PLR 750），立即送检导管血、外周血培养，血培养 9 h 报阳为革兰氏阴性杆菌，后经鉴定为多重耐药肺炎克雷伯菌（图 13-10），继续美罗培南 + 卡泊芬净抗感染，更换深静脉置管后，8 月 21 日体温恢复正常，炎症指标逐渐回落。8 月 22 日出现反复低热，体温最高 37.8℃；8 月 25 日炎症指标再次升高，加用替考拉宁抗感染；8 月 26 日拔除所有深静脉置管，炎症指标未再进一步升高；8 月 30 日复查 2 次血培养均阴性；9 月 1 日仍有低热，体温最高 37.6℃，炎症指标开始回落，停用替考拉宁；9 月 9 日停用所有抗生素。8 月 27 日因血浆置换留置颈内静脉置管，9 月 13 予以拔除，常规送检导管血、外周血、导管尖端培养，48 h 报阳为耐甲氧西林凝固酶阴性葡萄球菌（methicillik-resistant coagulase-negntive staphylococci，MRCNS），9 月 15 日予万古霉素抗感染，9 月 20 日体温恢复正常，9 月 29 日停用。

4. 预后

痊愈出院。

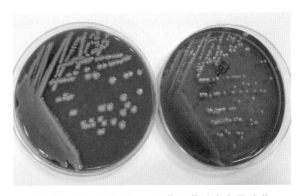

图 13-10　血培养皿：多药耐药肺炎克雷伯菌

四、讨论与分析

问题 1. 该患者发生劳力型热射病的原因包括哪些?

热射病分为经典型热射病（classic heat stroke，CHS）和劳力型热射病（exertional heat stroke，EHS）。EHS 多见于健康青壮年男性，易发生在环境温度 25℃以上、湿度较大和无风天气，进行重体力劳动、剧烈体育运动或新兵军训时。本例患者为特警，既往体健，身体素质好，经常进行体能训练，负重 10 公里跑为常见体能训练项目，既往训练从未出现过不适，训练当天气温为 23 ~ 32℃，相对湿度 66%，为热射病易发环境条件，经反复询问病史，患者此次训练前有腹泻、腹部不适等消化道症状，为患者本次发病诱因。通过对我国军队 EHS 病例回顾分析发现，脱水、失眠、心理应激、基础疾病、体能不足、肥胖、训练前存在急性炎症反应（如感冒、腹泻等），以及训练前未进行充分热适应可能是发病的易感因素[1]。

问题 2. 结合该病例，讨论热射病时为何会发生多器官功能障碍综合征?

热射病发病机制主要是高热导致蛋白质变性及诱发细胞凋亡对人体细胞的直接破坏，体温升高增加炎症因子释放，热应激反应引起急性期反应，加剧炎症细胞活化细胞因子生成，甚至发生细胞因子 / 炎症介质风暴，产生级联反应式多器官功能障碍综合征（multiple organ dysfunction syndrome，MODS）[2]。本例热射病患者同时存在中枢神经系统、凝血功能异常、血小板减少、横纹肌溶解、肝、肾、胰腺、心脏、肠道等多器官功能损害，经早期降温、扩容补液、输血、纠正低血糖、CRRT、保肝、退黄、静脉营养支持等处理，意识转清，体温降至正常，凝血功能逐渐改善，淀粉酶、心肌酶、肌红蛋白逐渐下降，胃肠道功能开始恢复，但肝肾损害持续时间较长。本例热射病患者 CRRT 治疗共 19 天，11 天左右开始出尿，肾功能完全恢复正常用时 26 天；肝功能损害持续时间更长，从 8 月 2 日发病至 9 月 7 日，共进行血浆置换 13 次，置换血浆用量高达 32 800 ml，保肝治疗近 2 个月，胆红素仍未降至正常水平。12 月 10 日，复查肝功能恢复正常，距患者发病 4 个月余。

问题 3. 如何判断患者发生了急性肝衰竭？

肝脏是热打击的前哨器官，发病数小时内即可出现肝损伤证据。严重者表现为爆发性肝衰竭。急性肝功能衰竭起病急，在 2 周之内出现 Ⅱ 度以上的肝性脑病且出现以下四种情况时可诊断：①患者高度乏力、高度腹胀；②黄疸进行性加重，总胆红素（TBil）> 171 μmol/L，或者每天上升 17.1 μmol/L 以上；③凝血功能的恶化，国际标准化比值（INR）> 1.5，凝血酶原活动度（PA）< 40%；④患者出现肝脏进行性变小。该患者经积极血浆置换等治疗，病情明显改善，但多次查转氨酶仍高，考虑处于肝功能损伤恢复期，经继续保肝等治疗后，降至正常范围。本患者病程中监测血清甲胎蛋白轻度升高至 17.5 ng/ml，考虑重症肝炎恢复期，因肝细胞的再生可出现血清甲胎蛋白升高，与肝干细胞的分化有关，但其升高幅度比较小，且持续时间比较短。

问题 4. 患者肝肾功能好转后，8 月 20 日突发寒战、高热，考虑发生了什么？

患者突发高热、寒战，炎症指标明显升高，判断可能出现"血流感染"，立即送检导管血、外周血培养，果断拔除深部静脉导管，更换抗生素治疗，患者症状好转，最终血培养结果示：多重耐碳青霉烯肺炎克雷伯菌（carbapenem resistant klesiella pneuvponiae，CRKP）感染。

运动或高热会引起胃肠道黏膜损伤，并促进脂多糖（Lipopolysaccharide，LPS）从肠道移位到门脉系统，大量 LPS 的易位可导致内毒素血症；而长期 ICU 住院、肝功能不全致免疫功能功能低下、留置深静脉置管等，均导致患者感染机会增加。CRKP 是血流感染常见的病原菌，现有的治疗方案有限，且抗感染治疗效果往往欠佳，被称为"重症患者死亡的杀手"。

五、诊治体会与启示

肝脏损伤是热射病常见的并发症，也是导致患者死亡的重要原因之一。最有效的措施仍是早期快速降温和支持治疗，对胆红素迅速升高且合并 DIC 的重症患者，应尽早行人工肝治疗。

继发感染是热射病患者救治过程中的难点，当患者出现发热等表现时，应高度警惕，及时发现，及早治疗。

参考文献：

［1］全军热射病防治专家组，全军重症医学专业委员会. 中国热射病诊断与治疗专家共识［J］. 解放军医学杂志，2019，44（3）：181-196.

［2］曹昕瑞，马晓楠，于笑难. 血浆置换辅助治疗劳力型热射病合并早期严重肝损害的疗效［J］. 临床输血与检验，2019，21（1）：42-44.

（王蓓蕾、张玉想、李康　解放军总院第八医学中心）

病例 14

腹泻、高热、意识障碍、肌痛、胸闷、气短

一、病例简介

患者，男，25岁，战士。因间断腹泻伴发热5天，剧烈运动后意识障碍于2015年5月30日2：00入科。

1. 主诉

间断腹泻伴发热5天，剧烈运动后意识障碍。

2. 现病史

患者2015年5月25日下午出现腹泻，3～4次，为黄色稀水样便，自服"诺氟沙星胶囊"（具体剂量不详）后症状略改善。5月26日17时（当时外界温度29℃）参加5000 m跑步训练，距离终点约400 m处意识丧失，摔倒在地，战友们将其急送单位卫生队就诊。查体：浅昏迷状态，全身皮肤干燥，体温（腋温）：38.6℃，脉搏135次/min，呼吸27次/min，血压80/40 mmHg。立即给予鼻导管吸氧、补液及降温等治疗后，约15 min患者神志恢复后诉全身肌肉疼痛，未做特殊处理，回宿舍休息，当晚腹泻次数达20之多，为黄色水样便。于5月27日上午再次就诊于本单位卫生队，给予氧氟沙星注射液0.5 g、甲硝唑100 ml及补液约1200 ml等相关治疗后再次返回宿舍休息。于5月28日0：00出现胸闷、气短及肌肉酸痛等症状，呈进行性加重趋势。于28日5时急送至当地医院就诊，急查：体温36.3℃，脉搏110次/分，呼吸25次/分，血压80/30 mmHg，急诊给予行血细胞分析检查提示：白细胞计数20.62×10^9/L，血红蛋白157 g/L，血小板计数98×10^9/L，中性粒细胞百分比95.7%；生化检验：总胆红素113.6 μmol/L，直接胆红素63.09 μmol/L，间接胆红素3.4～12.2 μmol/L，磷酸肌酸肌酶25 866 U/L，磷酸肌酸激酶同工酶29 701 U/L，乳酸脱氢酶11 542 IU/L，肌酐688 μmol/L，尿素氮21.5 mmol/L；凝血功能：凝血酶原时间57.4 s，活化部分凝血活酶时间54.28 s，纤维蛋白原1.33 g/L，国际标准化比值5.89，D-二聚体52.40 μg/ml；血气分析：pH 7.38，氧分压78 mmHg，二氧化碳分压30.5 mmHg，碳酸氢根19.5 mmol/L，标准碱剩余 -6.0，血氧饱和度95.3%。

急诊以"急性胃肠炎"收入该院，进一步抗感染、血液透析、碱化尿液、抑酸及纠正水电解质酸碱平衡等治疗，病情仍呈进行性加重趋势。经我院远程会诊后于5月30日凌晨2时转入我院急诊科，并以"劳力型热射病"收住重症医学科。

3. 发病诱因

发病前腹泻、剧烈运动。

4. 入 ICU 体格检查

体温（腋温）37.4℃，脉搏110次/分，呼吸27次/分，血压135/75 mmHg，血氧饱和度95%（鼻导管吸氧5 L/min），神志清楚，急性病容，精神差，表情淡漠，四肢皮肤略干燥，右肺呼吸音低，未闻及明显的干湿啰音，双下肢无水肿。

5. 辅助检查

1）2015年5月30日实验室检验值

血细胞分析：白细胞计数 $7.62 \times 10^9/L$，血红蛋白127 g/L，中性粒细胞百分比91.3%，血小板计数 $87 \times 10^9/L$。

血生化：总蛋白44.2 g/L，白蛋白28.3 g/L，总胆红素110.9 µmol/L，直接胆红素81.2 µmol/L，间接胆红素29.7 µmol/L，谷丙转氨酶8 600 U/L，谷草转氨酶62 00 U/L，乳酸脱氢酶7 900 IU/L，磷酸肌酸激酶95 488 U/L，磷酸肌酸激酶同工酶3 793 U/L，肌红蛋白60 ng/ml，肌酐699 µmol/L，胱抑素C 5.29 mg/L。

凝血功能：凝血酶原时间34.1 s，国标标准化比值2.78，活化部分凝血活酶时间超出机测范围，纤维蛋白原1.01 g/L，凝血活酶时间超出机测范围，D-二聚体15.91 µg/ml。纤维蛋白原降解产物56.16 µg/ml。

血气分析：pH 7.37，二氧化碳分压33.5 mmHg，氧分压112 mmHg，碳酸氢根19.1 mmHg，标准碱剩余 -6.2 mmHg，血氧饱和度99%，血乳酸4.7 mmol/L，钠126 mmol/L，氯91.9 mmol/L，钙1.67 mmol/L，胆固醇0.90 mmol/L。

血生化：急性生理与慢性健康（Acute Physiology and Chronic Health Evaluation II，APACHE II）评分16分。

2）2015年5月30日影像学检查

腹部超声：双肝脏实质回声增强，分布欠均匀；胆囊壁毛糙；双肾实质弥漫性损害；腹腔可见液性暗区，测前后径分别：右侧腹约33 mm、左侧腹约42 mm。

胸腔超声：平卧位双侧胸腔扫查示右侧胸腔可见液性暗区，内透声尚可，可见组织漂浮，测最大范围约72 mm×31 mm；左侧胸腔可见液性暗区，内透声尚可，测最大范围约28 mm×11 mm。

双下肢静脉血管超声：双下肢静脉内膜不光滑、血流通畅。

心脏超声：未见明显异常。

胸部平片：心肺膈未见明确病变。

二、诊断

①劳力型热射病；②横纹肌溶解综合征；③急性肾功能衰竭；④多器官功能障碍综合征（肝脏系统、凝血系统、呼吸系统、消化系统）；⑤弥散性血管内凝血；⑥呼吸性碱中毒合并代谢性酸中毒；⑦乳酸酸中毒；⑧胸腹腔积液；⑨低钠血症。

三、诊疗过程

（1）控制体温：严密监测体温的变化，将温度控制在正常范围内。

（2）积极液体复苏：改善器官功能灌注，同时严密观察患者生命体征、尿量、尿比重、血气分析及血乳酸等结果，进行综合评估，如病情好转，可适时减量，反之继续扩容。

（3）抗凝治疗及双下肢血管超声监测：入科后给予补凝（血小板明显降低时输注新鲜冰冻血浆、冷沉淀等，必要时给予输注血小板）的基础上抗凝，普通肝素1.25万U加入0.9%氯化钠注射液50 ml中，严密监测凝血和血小板功能分析仪Sonoclot（SCP1）、血栓弹力图、血小板数量及血管超声的变化；动态调整抗凝剂量，双下肢血管超声先后检查提示：右股总静脉附壁血栓形成，双侧大隐静脉小腿段静脉血栓形成，双侧头静脉前臂段血栓形成，从而调整抗凝剂量。直到出院前复查双下肢血管超声检查提示：双下肢静脉未见明显血栓。

（4）气管插管并机械通气：入科后给予氧疗，动态观察血氧饱和度及氧分压的变化，于入院后次日晨6时出现血氧饱和度下降，呼吸增快，口唇略发绀等急性呼吸窘迫症状，立即给予经口气管插管机械通气治疗。通气模式：容控同步间歇指令通气＋压力支持通气＋呼气末正压通气；氧浓度根据血气分析中氧分压调整，同时给予镇静镇痛，减少氧耗。

（5）每日进行唤醒，评估患者神志清楚，缺氧状态明显得到改善（氧合指数≥300 mmHg），酸碱失衡均被纠正、血流动力学稳定、2 h自主呼吸试验成功等综合评估后，在机械通气后第6天给予停止机械通气，并成功拔除气管插管。

（6）抗感染治疗：入科时给予预防性使用抗生素静脉注射，经气管插管机械通气后，调整为亚胺培南西司他丁钠1 g加入0.9%氯化钠注射液100 ml静脉滴注，1/8 h，后因反复肺部感染，反复调整抗生素得以控制，后因左侧胸腔包裹性积液导致胸膜腔反复感染经手术后好转。

（7）连续性肾脏替代治疗（CRRT）：入科后由于患者急性肾功能衰竭导致无尿、横纹肌溶解综合征导致肌红蛋白极度升高，给予 CRRT 治疗，使用模式为连续性静脉 - 静脉血液透析滤过（CVVHDF），当 CRRT 治疗第 9 天时尿量由无尿（100 ml/24 h 以下）转为少尿（400 ml/24 h 以下）、第 26 天尿量转为正常、经过治疗第 20 天后肌红蛋白下降至 1 ng/ml 以下，第 21 天血肌酐下降至正常范围，CRRT 治疗第 29 天后完全停止。

（8）胸腔积液处理：入院后胸腔 B 超检查提示双侧胸腔积液，经动态超声检查提示胸腔积液量较前增加，右侧胸腔可见范围约 90 mm×64 mm 液性暗区，其内可见肺叶漂浮；左侧胸腔可见范围约 94 mm×62 mm 液性暗区，其内可见多个分隔。于入院后第 4 天在超声引导下给予左侧胸腔闭式引流术，引流出淡黄色液体，次日引流管中可见血性液体流出，考虑由凝血功能异常所致，后因左侧胸腔包裹性积血无法彻底排出，导致患者胸膜腔反复感染。复查胸部 CT 报告：①左侧胸腔大量积液、积血合并左肺不张；②右侧胸腔少量积液，右肺索条影；③双肾体积增大，皮质增厚；④胆汁淤积，腹盆腔积液。后期在全麻下行"左侧胸腔脓肿清除术 + 胸膜剥脱术"，术中可见 15 cm×15 cm×10 cm 囊性占位，经钝性 + 锐性分离后，见占位为厚壁包裹性积液，包裹性积液压迫左下肺，切开包裹性积液囊壁后，可见大量黄白色液体流出，予吸除脓液后双氧水清洗残腔等相关处理后术毕，脓液标本送检，经综合治疗后痊愈出院。胸腹部 CT 见图 14-1。

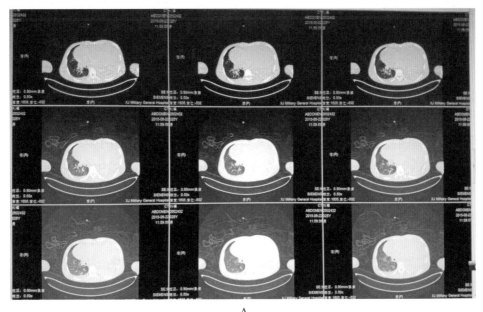

A

图 14-1　患者胸、腹部 CT 可见积液样改变（A ~ C）

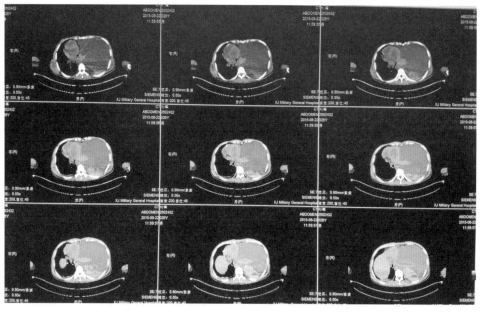

B

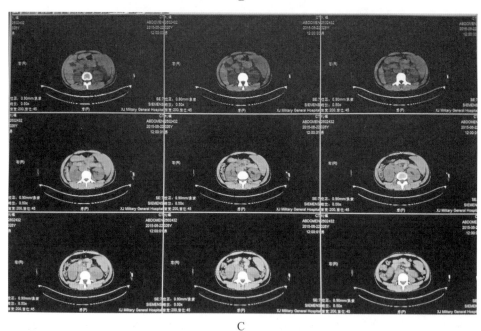

C

图 14-1 （续）

（9）脑功能方面：入院 1 个月后出现不思饮食、烦躁、尿失禁等，为排除因凝血功能异常导致颅内出血等改变，给予复查头颅 CT 检查，提示头颅平扫未见明显异常；结合患者凝血功能异常情况，不排除颅内静脉窦血栓形成导致颅内高压；给予颅内血管成像检查，提示未见静脉窦血栓形成。考虑一方面由于劳力型热射病造成脑损害，另一方面由心理因素所致。经给予营养脑神经及心理治疗后，病情趋于稳定，未再发作。经综合治疗后病情稳定，嘱出院后定期复查。出院后出现持续性头部昏沉，无具体部位指向，双眼视物有闪光感，呈发作性，无肢体抽搐等其他伴随症状，专科诊断为焦虑发作状态，经专科治疗后好转。

（10）予纠正酸中毒、水电解质紊乱，碱化尿液等治疗。

（11）心理治疗：救治过程中一定要关注患者心理治疗，由于在 ICU 住院时间长，患者难免出现焦虑、烦躁、抑郁等变化。本例由于病情危重、住院时间长，其间出现抑郁情绪、悲观以及不配合治疗等，经反复交流和心理暗示治疗，使患者增强了治病的信心，消除忧虑，能积极配合治疗。出院随访 1 年，未发现异常（图 14-2）。

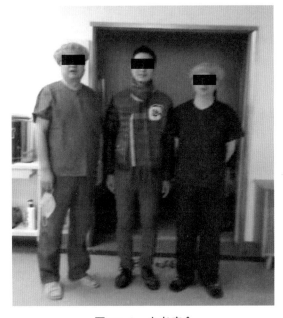

图 14-2　患者痊愈

四、分析与讨论

热射病是由热损伤因素作用于机体引起的严重致命性疾病，具有很高的病死率[1]。近年来，劳力型热射病发生人数呈递增趋势[2]。多在进行了高强度的训练或室外劳动后发病，发病前多存在易感因素，如潜在疾病、体力不支、睡眠不足、补水不足等。热射病一旦发病，进展迅速，常合并多器官功能损伤[1]，易并发DIC、ARDS、MODS、急性肾功能衰竭、胃肠功能衰竭以及横纹肌溶解等。对于确诊热射病或疑似患者，在现场处理后应尽快组织转运至就近有救治经验的医院，以获得更高级别的救治[1]，早期诊断、快速降温、液体复苏和器官功能支持是最有效的治疗方法。

本病例为青年男性，在常温环境（当时外界温度29℃）下进行高强度的训练，由于训练前有内在疾病（腹泻），增加了劳力型热射病的发生率，患者血压低、腹泻，少尿等均提示严重脱水、有效循环血容量不足，组织器官灌注不足，提示多器官功能障碍、休克等。血小板进行性下降、D-二聚体明显升高、凝血功能异常，确诊为DIC。转氨酶、胆红素、乳酸脱氢酶升高、血肌酐、尿酸、肌红蛋白各项指标的升高，确诊急性肝损伤、急性肾功能衰竭、横纹肌溶解等。重视重症中暑患者的早期规范有效救治，特别是早期积极有效的降温和液体补充是重症中暑患者救治的关键。而加强各重要脏器功能支持和保护的ICU综合救治手段是成功救治的重要环节，可有效预防MODS的发生和度过MODS的危险期，防治并发症的出现，从而提高重症中暑患者的救治成功率和改善预后[3]。EHS患者死亡主要原因是并发DIC，早期肝素抗凝防治DIC发生是成功救治热射病的关键[4]，本例患者入院后根据监测凝血指标、血栓弹力图及血小板功能监测结果的变化给予不同剂量的抗凝剂，同时尽早补充凝血因子，尽管在DIC的治疗过程非常艰辛，但最终阻止了DIC的进一步发展，挽救了患者的生命。

五、诊治体会与启示

本病例救治体会：①在常温下进行高强度的训练也可以导致热射病的发生，体温（≥40℃）不能作为诊断热射病的唯一标准；②训练前患有疾病时可增加劳力型热射病的发生率，应尽可能避免参加体能训练或考核，如果必须参加也应做好标识和急救准备工作；③基层医务人员应加强热射病的学习，避免出现本患者早期神志清楚后就不重视了，导致病情进行性加重，给后期治疗带来较大难度；④早期抗凝剂量须在各种相关指标的监测下动态调整，同时应补足各种凝血因子（如血浆、冷沉淀等），才有可能阻止DIC的发生发展，热射病患者的凝血指标及抗凝治疗需引起高度重视，一旦发展为DIC会增加救治难度，同时还会威胁患者生命；⑤多学科联合会诊在危重型热射病的救治中发挥着非常重要的作用；⑥对于危重型热射病患者在综合治疗的同时还要关注心理治疗；⑦APACHE II评分不能准确反映劳力型热射病的严重程度，但序贯器官衰竭（SOFA）评分更准确。

参考文献

［1］全军热射病防治专家组，全军重症医学专业委员会.热射病规范化诊断与治疗专家

共识［J］.解放军医学杂志，2019，44（3）：181-196.

［2］王洪萍，陈玮，李淑萍，等.中华危重病急救医学杂志，2018，30（10）：1006-1010.

［3］刘伯飞，顾小宇，许晓蓉.重症中暑热射病32例救治分析［J］.航空航天医学杂志，2013，24（11）：1331-1333.

［4］李彩虹，姚德胜，倪军，等.劳力型热射病早期救治中临床路径探讨［J］.中华灾害救援医学，2015，3（12）：687-689.

（周新、韩红伟　新疆军区总医院）

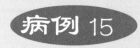

泅渡训练后意识障碍、四肢乏力

一、病历简介

患者，男，23岁，战士。2018年7月16日因"泅渡训练后发生意识淡漠、四肢乏力"入院。

1. 主诉

训练后发热伴意识淡漠、四肢乏力 1 h。

2. 现病史

患者于 2018 年 7 月 16 日 17：30（平山，温度 33℃、相对湿度 77%）3 公里武装泅渡训练后出现小腿肌肉痉挛、疼痛，卸除武装后出现意识淡漠，四肢无力，当时测体温（腋温）38.1℃，血压具体不详。随队卫生人员立即建立双液路，快速补液，给予冰氯化钠注射液（4℃）500 ml + 常温氯化钠注射液 500 ml 扩容；并于 18：30 转入我院。

3. 既往史

既往体健，无特殊疾病史，无手术外伤史；无饮酒嗜好，吸烟 3 年，平均 10 支/天。

4. 入院查体

体温 37.3℃，心率 99 次/分，血压 106/55 mmHg，呼吸 20 次/分，经皮血氧饱和度 92%；急性病容，意识淡漠，呼唤睁眼，反应迟钝，答非所问，额头部可见暗红色斑片伴水疱样改变，斑片面积约 3 cm × 5 cm，轻度压痛，无红肿，无渗出。两肺呼吸音清，未闻及干湿性啰音及胸膜摩擦音；心率 99 次/分，律齐，各瓣膜听诊区未闻及杂音，腹软，无压痛、反跳痛，双侧上肢肌力 IV 级，双侧下肢肌力 III 级，肌张力增高，双侧膝、跟腱反射轻度减低，双侧 Hoffmann 征、Babinski 征及 Kernig 征均阴性。

5. 辅助检查

1）实验室检验值

血常规（图 15-1）：白细胞计数 22.60 × 10⁹/L，中性粒细胞百分比 87.8%，红

细胞计数 $5.07 \times 10^{12}/L$，血红蛋白 163 g/L，血小板计数 $172 \times 10^9/L$。

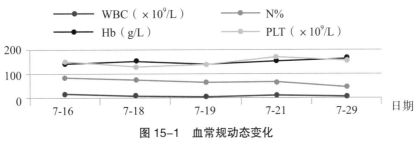

图 15-1　血常规动态变化

凝血功能（图 15-2）：凝血酶原时间 11.8 s，纤维蛋白原含量 2 g/L。血气分析：pH 7.358，氧分压 77.8 mmHg，二氧化碳分压 39.2 mmHg，乳酸 1.8 mmol/L。

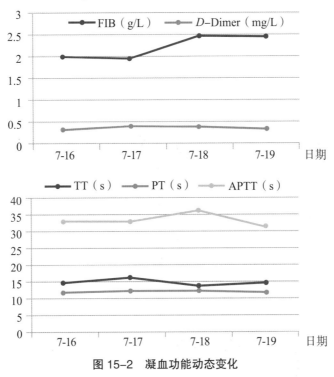

图 15-2　凝血功能动态变化

FIB：纤维蛋白原；D-Dimer：D- 二聚体；TT：凝血酶时间；PT：凝血酶原时间；APTT：活化部分凝血活酶时间

血生化（图 15-3）：钾 4.8 mmol/L，钙 2.18 mmol/L，肌酐 104 μmol/L，白蛋白 44.9 g/L，总胆红素 12.9 μmol/L，谷丙转氨酶 21.7 U/L，谷草转氨酶 23.6 U/L，肌酸激酶 247 U/L，肌酸激酶同工酶 29 U/L，乳酸脱氢酶 273 IU/L，肌红蛋白 764 ng/ml，B 型钠尿肽 29 pg/ml；脑脊液：葡萄糖 2.75 mmol/L，氯离子 123.2 mmol/L，乳酸脱氢酶 15 IU/L。

尿常规：蛋白阳性（+）。

便常规：未见异常。

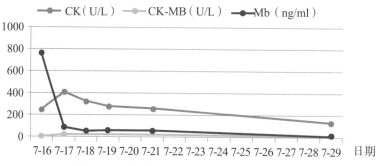

图 15-3 磷酸肌酸肌酶、肌红蛋白动态变化

CK：肌酸激酶；CK-MB：肌酸激酶同工酶；Mb：肌红蛋白

2）影像学检查

肺部 CT 检查（图 15-4）：两下肺少许坠积改变，双侧少量胸腔积液。

颈椎 MRI 检查：$C_{5\sim6}$ 椎间盘变性，椎间盘向后突出。项部皮下及棘突间软组织片状水肿（图 15-5）。

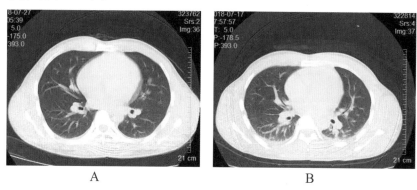

图 15-4 肺部 CT 前后对比（A、B）

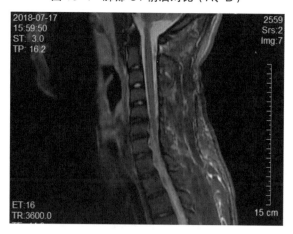

图 15-5 颈椎 MRI 检查

二、诊断

①热射病（劳力型，重度）；②肺炎（双侧）；③低蛋白血症；④皮炎（额部）；⑤胸腔积液（双侧）；⑥颈椎间盘突出（$C_{5\sim6}$）。

三、诊疗过程

1. 现场救治

随队卫生人员立即建立双液路，快速补液，给予冰氯化钠注射液（4℃）500 ml+常温氯化钠注射液 500 ml 扩容。

2. 转运后送

随队急救车转运同时继续补液降温，1 h 到达我院。

3. 重症医学科治疗方案

给予降颅压、扩容、面罩高流量吸氧后 1.5 h 意识好转，次日行腰椎穿刺术，测颅压：300 cmH_2O，给予甘露醇联合甘油果糖降颅压，醋酸地塞米松抗炎，意识转清；查颈胸腰 MRI，提示 $C_{5\sim6}$ 椎间盘突出；给予颈椎保护；同时抑酸、营养心肌、抗凝防治 DIC 及血栓形成治疗，3 天后四肢肌力恢复正常；逐步减少降颅压治疗，10 天后复查腰穿并测颅压为 60 cmH_2O，18 天后康复出院。

四、分析与讨论

热射病一般分为两类：经典型热射病和劳力型热射病；经典型热射病由于暴露于高温环境造成，多发生于幼小、年长、有潜在疾病的人群；而劳力型热射病是由于在高温高湿的环境中高强度的体能作业造成，多发生于健康青年人、运动员、军事人员等；目前的一些临床和试验证据表明，热射病的高死亡率可能是由于热细胞毒性、凝血紊乱、继发于肠道和其他器官损伤的全身炎症反应综合征的复杂相互作用所致；而早期诊断、快速降低核心体温和多器官功能支持是其最有效的临床治疗方法，但即使这样仍有许多患者会遗留永久的神经系统损伤或死亡，而其死亡率高达 10%～50%。

对于游泳，我们更常见的是低体温，而对于因游泳出现的热射病，认识较少；美国国家队开放水域游泳运动员 Fran Crippen（26 岁，2009 年世界游泳锦标赛 10 km 铜牌获得者）于 2010 年 10 月 23 日在参加国际泳联公开水域游泳世界杯赛阿联酋比赛中意外死亡，当时环境温度 37.8℃，水温 28.9℃，虽然国际泳联（FINA）公布的调查结论死因为过度施力；但有学者发表文章推测死因为劳力型热射病[1]；且据报道同时参赛选手中，获胜者说天气太热不能比赛，有 3 名女游泳选手因脱水和中暑接受治疗，在此之前，国际泳联仅限定了最低水温16℃，对最高水温没有规定；因此意外事件，在各方压力下，增加了对于最高水温的建议，为31℃[2]；有调查研究表明，热射病是宽阔水域游泳死亡的原因之一，水温高于31℃是热射病发生的危险因素，在游泳20 min后就会有明显的体温上升，根据研究，陆上运动是体温调节包括蒸发，但游泳时没有，而对流和传导增加，当游泳时水温超过皮肤温度，会增加体温；且穿潜水服/武装泅渡会增加风险[3]，在温水中游泳训练无法达到热适应[4]。

五、诊治体会与启示

通常热射病多暴露于室外或室内高温高湿环境中，而劳力型热射病存在高强度体能作业，剧烈运动下自身产热量可达休息时的15～20倍，如不能及时散热，便会导致核心高热，造成组织损伤；而本例是在室外宽水域泅渡后发生，非常见室外高温环境，且室外游泳低体温较热射病更常见，对于病情的仔细研判并及时诊断是本例及时救治的关键。迅速地诊断、识别为后续治疗赢得了时间，指明了方向。精细化的滴定治疗，控制体温，适当扩容、脱水降颅压、抑酸胃保护、营养心肌、稳定离子水平、抗凝防治DIC及血栓形成一系列精准施治，患者次日意识改善，血常规：白细胞 9.36×10^9/L，中性粒细胞百分比70.3%，血小板 133×10^9/L 基本正常，生化指标稳定，病情迅速好转，成功救治。这提示我们，在游泳（泅渡）训练中在重视低体温的同时，应该警惕热射病的发生，制定监测观察方案，保障训练安全有效，减少训练伤。

参考文献

[1] Macaluso F, Barone R, Isaacs AW, et al. Heat stroke risk for open-water swimmers during long-distance events [J]. Wilderness Environ Med, 2013, 24（4）: 362-365.

[2] FINA. Open water rulebook. 2013. [OL]. http://www.fina.org. Accessed December 4, 2013.

[3] Stephenson BT, Hoekstra SP, Tolfrey K, et al.High thermoregulatory strain during competitive paratriathlon racing in the heat [J]. Int J Sports Physiol Perform, 2020, 15（2）: 231-237.

[4] Bradford C.D., Lucas S.J., Gerrard D.F., et al. Swimming in warm water is ineffective in heat acclimation and is non-ergogenic for swimmers [J]. Scand J Med Sci Sports, 2015, 25（S1）: 277-286.

（刘惠敏、王天轶　联勤保障部队第九八〇医院）

病例 16

3 公里跑步后头晕、乏力、高热、恶心、心慌

一、病例简介

患者，男，20 岁，战士。2021 年 6 月 25 日 3 公里跑步后头晕、心慌、恶心于 23：30 入院。

1. 主诉

发热、头晕、乏力、恶心 4 h。

2. 现病史

患者于 2021 年 6 月 25 日 18：30 左右（当时气温为 28℃，湿度为 52%）进行 3 公里跑步后感头晕、乏力，当时测体温最高达 39.5℃（腋温），心率 160 次 / 分，伴恶心，无呕吐、腹泻、腹痛，无咳嗽、咯血，伴气短等症状，就诊于地方医院。期间给予降温、积极补液、纠正电解质紊乱治疗，22：00 左右体温降至 35.2℃，患者四肢厥冷，伴寒战，由于患者病情不稳定，23：30 为进一步抢救以"劳力型热射病"入我科。

3. 发病诱因

剧烈运动（3 公里长跑）。

4. 入院查体

腋温 36.5℃，脉搏 85 次 / 分，呼吸 21 次 / 分，血压 135/78 mmHg。神志清晰，烦躁，对答正确，双肺呼吸音清，未闻及干湿啰音及胸膜摩擦音，各瓣膜听诊区未闻及病理性杂音。腹软，肠鸣音正常。神经系统检查未见异常。

5. 实验室检查（外院）

2021 年 6 月 25 日 20 时左右血常规：超敏 C 反应蛋白 0.95 mg/L、白细胞计数 13.48×10^9/L、中性粒细胞百分比 56.9%。血小板计数 259×10^9/L。

凝血功能：血浆纤维蛋白原 1.94 g/L、血浆 D– 二聚体 3.502 μg/ml、部分凝血

活酶时间 26.88 s、凝血酶原时间 17.04 s。

心肌酶：乳酸脱氢酶 260 IU/L、血清肌酸激酶 398 U/L。

肝功能：谷草转氨酶 41 U/L，总胆红素 7.1 μmol/L。

肾功能：尿素 8.52 mmol/L，尿酸 787 μmol/L，肌酐 134 μmol/L。

尿常规：蛋白阳性（+++），潜血阳性（+++），镜检：红细胞 42.1/μl，白细胞 28.1/μl。

血气分析：pH 7.34，氧分压 191 mmHg，二氧化碳分压 30.2 mmHg，碳酸氢根 16 mmol/L。

二、诊断

①劳力型热射病；②代谢性酸中毒；③呼吸性碱中毒；④急性心肌损伤；⑤急性肾损伤；⑥凝血功能异常。

三、诊疗过程

1. 现场救治

2021 年 6 月 25 日 18：30 左右自觉头晕、乏力、恶心，无呕吐、腹泻、腹痛。当时测体温最高达 39.5℃（腋温），心率 160 次 / 分。给予扇风、补液降温处理。

2. 转运后送

转送途中进行补液，持续降温。

3. 我院救治

收入重症医学科，立即采取如下措施。

①床旁血液净化治疗：热射病致患者凝血功能异常、代谢性酸中毒、呼吸性碱中毒、急性心肌损伤、急性肾损伤，为抢救生命，防止病情继续恶化，于 6 月 26 日凌晨 1：00 行床旁血液净化治疗，常规接通管路，根据患者肾功能及凝血功能情况选择全身肝素化，血液净化模式为连续性静脉 - 静脉血液滤过（CVVH），血流量 180 ml/min，碳酸氢钠 100 ml/h，置换液量 1950 ml，根据病情及实验室化验转归于当日 6：00 结束血液滤过。血液滤过前后变化见表 16-1 ~ 表 16-3。

②密切监测核心温度，持续维持在 36℃左右。

③持续补液，容量管理，尿量在 150 ~ 200 ml/h，维持离子平衡，各离子浓度变化见图 16-1。

④动态监测凝血功能，给予相应治疗。

⑤抗感染：对症治疗 3 天，复查血常规恢复正常，停药。

⑥抑制炎症反应：注射用乌司他丁，30 万 U，q8h，静脉滴注，抑制炎性反应。

表 16-1　2021 年 6 月 26 日 CVVH 前后血常规、凝血功能变化

时间	血常规				凝血功能			
	CRP（mg/L）	WBC（×10^9/L）	L（N%）	PLT（×10^9/L）	FIB（g/L）	DD（μg/ml）	APTT（s）	PT（s）
1：00	1.1	13.48	73.8	259	1.94	3.5	59.4	19.2
6：00	0.95	10.06	56.9	185	2.08	0.6	48.3	18.2

CRP：C 反应蛋白；WBC：白细胞；L%：中性粒细胞百分比；PLT：血小板；FIB：纤维蛋白原；DD：D- 二聚体；APTT：部分活化凝血酶原时间；PT：凝血酶原时间。

表 16-2　2021 年 6 月 26 日 CVVH 前后心肌酶、肝肾功能改变

时间	心肌酶			肝功能		肾功能		
	LDH（IU/L）	CK（U/L）	CK-MB（U/L）	AST（U/L）	TBil（μmol/L）	BUN（mmol/L）	UA（μmol/L）	Cr（μmol/L）
1：00	260	398	31.1	41	17.6	8.52	787	134
6：00	198	289	25.1	21	7.1	5.1	328	72

LDH：乳酸脱氢酶；CK：肌酸激酶；CK-MB：肌酸激酶同工酶；AST：谷草转氨酶；TBil：总胆红素；BUN：尿素氮；UA：尿酸；Cr：肌酐。

表 16-3　2021 年 6 月 26 日 CVVH 前后血气分析变化

时间	血气分析					
	pH	PaCO$_2$（mmHg）	PaO$_2$（mmHg）	HCO$_3^-$（mmol/L）	LAC（mmol/L）	BLS（mmol/L）
1：00	7.34	30.2	191	16	2.8	6.0
6：00	7.43	34	136	23.5	1.2	6.2

pH：动脉血气酸碱度；PaCO$_2$：二氧化碳分压；PaO$_2$：血氧分压；HCO$_3^-$：碳酸氢根；LAC：乳酸；BLS：血糖

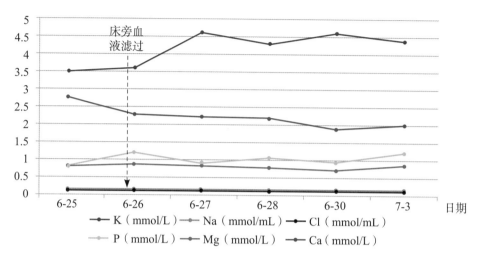

图 16-1 病程中各离子浓度变化

病情变化：

6月26日凌晨1：00（发病后6h）：患者第一时间进行床旁血液滤过治疗，凌晨6：00左右结束，期间患者生命指标较为平稳，无不良反应，异常指标基本功恢复正常。

6月26日（血滤后）：入院时总钙2.77 mmol/L，静脉血甲状旁腺激素2.35 pmol/L（正常参考值2 ~ 2.5 pmol/L），血滤后总钙下降至2.29 mmol/L。

6月28日（发病后第3天），甲状腺功能各指标见表16-4；未做特殊治疗。病程15天时复查，甲状腺功各项指标均正常，见表16-4。患者痊愈出院。

表 16-4 入院第3天甲状腺功能及复查数值

时间	甲状腺功能				
	TSH（μIU/ml）	T₃（nmol/L）	T₄（nmol/L）	FT₃（pmol/L）	FT₄（pmol/L）
6月28日	0.02	1.42	74.17	4.14	17.67
7月9日	1.39	2.34	85.35	4.57	11.77

TSH：促甲状腺激素；T_3：三碘甲状腺原氨酸；T_4：四碘甲状腺原氨酸；FT_3：血清游离三碘甲状腺原氨酸；FT_4：血清游离四碘甲状腺原氨酸。

四、分析与讨论

中暑（Heat illness）是指由于暴露于热环境和（或）剧烈运动所致的机体产热与散热失衡，机体局部或全身热蓄积超过体温调节的代偿限度时会出现一系列病理生理变化，表现为由轻及重的连续过程[1]。可分为轻度中暑（先兆中暑）、中度中暑（热衰竭）和重度中暑（热射病）[2]。热射病（HS）是最严重的类型，其定义如下：由于暴露于热环境和（或）剧烈运动所致的机体产热与散热失衡，以核心温度升高＞40℃和中枢神经系统异常为特征，如精神状态改变、抽搐或昏迷，并伴有多器官损害的危及生命的临床综合征[3]，病死率高达10%～50%[4]。根据发病原因和易感人群不同分为EHS和CHS。EHS多见于高温高湿环境下进行高强度训练或重体力劳动的健康人，如训练或比赛中的运动员、军事人员等。

有研究表明在热应激早期，为加快散热，皮肤血流量增加而内脏器官血流量减少，大脑发生缺血缺氧性损害[5]，出现强烈的免疫应答过程，使单核-巨噬细胞、T淋巴细胞和B淋巴细胞等被激活，从而产生大量的炎症因子，继而累及中枢神经、肾脏、心血管、血液、肝脏、呼吸、肌肉等组织，进一步发展为多器官功能障碍综合征（MODS）[6]，甚至是多器官功能衰竭（MOF）[7]。

本病例也提示我们热射病治疗的黄金窗口窄，切忌等到确诊之后再处理，一定要及时实施"十早"，即早降温、早扩容、早血液净化、早镇静、早气管插管、早补凝抗凝、早抗炎、早肠内营养、早脱水、早免疫调理。特别是早期血液净化治疗，对患者预后恢复起着决定性作用。

患者在病程中均出现了不同程度的下丘脑-垂体-甲状腺素轴变化，甲状腺功能下降。原因分析：危重病炎性应激反应中，常出现甲状腺功能病态综合征，即三碘甲状腺原氨酸显著减少，而四碘甲状腺原氨酸轻度减少，促甲状腺激素降低或正常。发病率在40%～60%，此变化并非甲状腺本身疾病，而是由甲状腺激素代谢和运输发生改变而引起的[8]。

五、诊治体会与启示

（1）劳力型热射病早期降温是重中之重。该患者发病后第一时间给予降温，为后续治疗争取了宝贵时间。

（2）血液净化治疗仍是热射病的关键治疗手段。本例及时通过CVVH纠正了高钙、保护了脏器功能，纠正了酸碱失衡，使患者转危为安，突出了早期血滤应用不可代替的优势。

（3）该例患者发病后甲状腺功能有所下降，最低TSH降至0.02 μIU/ml，未做相应干预；病程15天后复查甲状腺功能完全恢复正常。启示热射病可能对甲状腺功能造成一定影响，对热射病患者早期动态观察甲状腺功能变化，视情治疗。

参考文献

［1］Armed Forces Health Surveillance Branch. Update： Heat illness, active component, U.S ［J］. Armed Forces, 2017. MSMR. 2018，25（4）：6-12.

［2］宋青，毛汉丁，刘树元 . 中暑的定义与分级诊断［J］. 解放军医学杂志，2019，44（7）：541-545.

［3］全军热射病防治专家组，热射病急诊诊断与治疗专家共识组 . 热射病急诊诊断与治疗专家共识（2021 版）［J］. 中华急诊医学杂志，2021，30（11）：1290-1299.

［4］Bouchama A, Knochel JP. Heat stroke［J］. N Engl J Med, 2002，346（25）：1978-1988.

［5］Leon LR, Helwig BG. Heat stroke： role of the systemic inflammatory response［J］. J Appl Physiol（1985），2010，109（6）：1980-1988.

［6］Krau SD. Heat-related illness： a hot topic in critical care［J］. Crit Care Nurs Clin North Am，2013，25（2）：251-262.

［7］娄云鹏，王洪萍，李海玲，等 . 劳力型热射病救治时机对预后的影响：附 2 例对比报告［J］. 中华危重病急救医学，2016，28（8）：744-746.

［8］姚永明 . 急危重症病理生理学［M］. 北京：科学出版社，2013：332.

（米丽丽、于丽、李欢欢、董学会、段文杰　联勤保障部队第九六九医院）

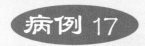

剧烈运动后肌肉酸痛、腹痛、腹泻、持续高热

一、病例简介

患者，女性，23岁，柬埔寨人。长跑后出现肌肉酸痛、腹泻、持续高热，于2019年5月21日入我院重症医学科。

1. 主诉

肌肉酸痛、腹痛、腹泻、咳嗽、咽痛、高热1周余。

2. 现病史

2019年5月10日患者参加3公里军事训练长跑（天气阴转多云，气温29℃，相对湿度43%）。当日夜间左小腿疼痛，未予处理。2019年5月13日患者出现腹泻（稀水样）；2019年5月14日患者出现发热伴头痛，最高体温40℃（腋温），就诊于防化学院附属医院门诊部，测体温39.6℃（腋温），医生给予诺氟沙星等口服药物，症状略改善。2019年5月19日患者以"咳嗽伴咽喉部疼痛4天"为主诉就诊于我院急诊科，查体示：右下腹压痛、反跳痛，右腰背部压痛。行IgM九联检查示：肺炎支原体弱阳性（±）；血常规示：白细胞计数7.00×10^9/L、红细胞计数5.0×10^{12}/L、中性粒细胞百分比81.50%、淋巴细胞百分比12.20%、C反应蛋白53.12 mg/L；血生化示：谷丙转氨酶224.2 U/L、谷草转氨酶998.7 U/L、尿素氮3.90 mmol/L、肌酐63.65μmol/L、总蛋白91.2 g/L、白蛋白38.3 g/L、肌酸激酶30 119 U/L、肌酸激酶同工酶911.71 U/L、乳酸脱氢酶1079.2 IU/L、肌红蛋白 > 3887.0 ng/ml；降钙素原0.74 ng/ml；红细胞沉降率72 mm/h。急诊科医师考虑为上呼吸道感染，给予莫西沙星+拉氧头孢+磷酸奥司他韦抗感染，甲泼尼龙琥珀酸钠+喜炎平+维生素C减轻炎性渗出，赖氨匹林退热，蓝芩口服液清热化痰，酚麻美敏减轻炎症症状，多烯磷脂酰胆碱+还原型谷胱甘肽保护肝功能，磷酸肌酸钠营养心肌等综合治疗。2019年5月21日胸部CT：多发片絮影，考虑炎症（图17-1），为进一步检查及治疗收入我科。

入科时患者神志清楚，食欲正常，睡眠正常，大便正常，排尿正常。

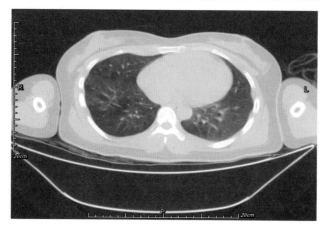

图 17-1　2019 年 5 月 21 日胸部 CT：多发片絮影

3. 既往史

10 年前右肘部骨折史。生于柬埔寨，久居于当地，2019 年 5 月 10 日来北京。否认疫区居住史，否认疫水、疫源接触史，否认放射物、毒物接触史，否认毒品接触史，否认冶游史，否认吸烟史，偶尔饮酒史。

二、初步诊断

①肺炎；②横纹肌溶解综合征；③急性肝损害；④劳力型热射病？

三、诊疗经过

患者入科后完善心电图检查示：窦性心律不齐（图 17-2），凝血功能回报（2019 年 5 月 21 日）：凝血酶原时间 13.00 s、凝血酶原活动度 75.00%、PT 国际标准化比值 1.18、活化部分凝血活酶时间 27.10 s、纤维蛋白原含量 4.40 g/L、凝血酶时间 14.10 s。入科后予床旁持续性血液过滤（CRRT）清除炎症介质、降温，液体复苏并碱化尿液治疗；同时予乳酸左氧氟沙星氯化钠联合美罗培南抗感染，经鼻高流量呼吸机辅助呼吸（温度 35℃，流速 40 L/min，氧浓度 40%），磷酸肌酸钠营养心肌，盐酸氨溴索注射液化痰，多烯磷脂酰胆碱＋还原型谷胱甘肽保护肝功能，蓝芩口服液清热化痰、雾化等综合治疗。监测患者白细胞始终正常范围（图 17-3）。2019 年 5 月 23 日停用美罗培南，予盐酸莫西沙星氯化钠注射液联合哌拉西林钠他唑巴坦钠抗感染。2019 年 5 月 26 日 NGS 检测基因沙门菌属，序列数为 5（留取标本日期 2019 年 5 月 21 日）（图 17-4），为当前抗生素覆盖菌，未调整抗生素治疗。2019 年 5 月 26 日，肌红蛋白降至正常范围（图 17-5），停止水化治疗。患者 2019 年 5 月 28 日无发热，体温变化趋势（图 17-6），无腹泻，肌酸激酶呈下降趋势（图 17-7），肌酸激酶同工酶呈下降趋势（图 17-8），谷丙转氨酶呈下降趋势（图 17-9），谷草转氨酶呈下降趋势（图 17-10），但仍有肝功能异常，转入消化科继续治疗。最后诊断：①横纹肌溶解综合征；②劳力型热射病；③肺炎；④急性肝损害；⑤凝血功能异常；⑥沙门菌菌血症。

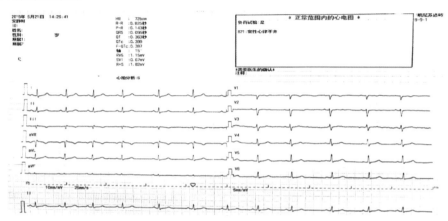

图 17-2　2019 年 5 月 21 日心电图示：窦性心律不齐

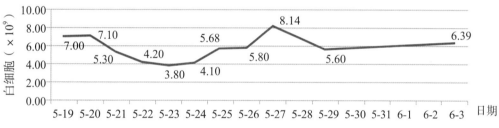

图 17-3　白细胞变化趋势图

革兰氏分型	属名	属		种		
		相对丰度（%）	检出序列数	种名	鉴定置信度（%）	检出序列数
G-	沙门菌属 *Salmonella*	1.46	5	-	-	-

2. 真菌列表

未发现

3. 病毒列表

（1）DNA 病毒

未发现

（2）RNA 病毒

未进行 RNA 检测流程

4. 寄生虫列表

未发现

图 17-4　NGS 基因检测（血液）：沙门菌属

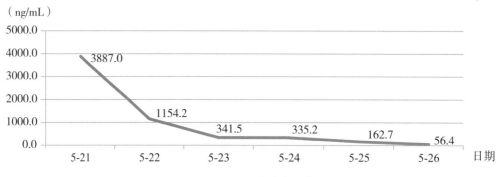

图 17-5 肌红蛋白变化趋势图

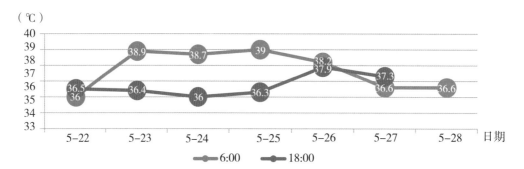

图 17-6 体温变化（℃）规律趋势图

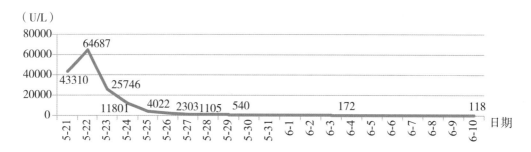

图 17-7 肌酸激酶变化趋势图

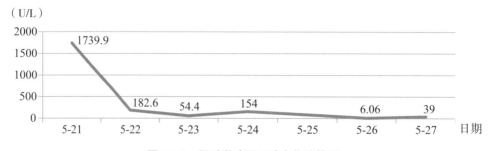

图 17-8 肌酸激酶同工酶变化趋势图

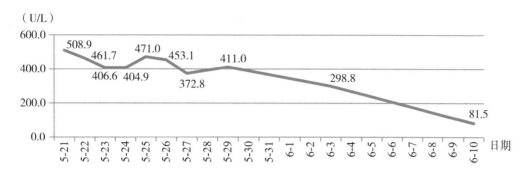

图 17-9 丙氨酸氨基转移酶变化趋势图

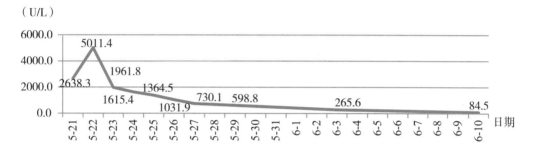

图 17-10 天门冬氨酸氨基转移酶变化趋势图

四、分析与讨论

该患者长跑3000 m后，出现肌肉酸痛、腹泻、高热等临床症状，符合热射病表现。热射病是由高温、高湿环境和（或）剧烈运动引起，主要表现为人体核心温度严重升高（通常＞40℃）和中枢神经系统功能障碍（谵妄、好斗、惊厥、昏迷等），同时伴有机体生理内环境严重紊乱、组织器官广泛损伤的一组临床综合征[1]。热射病诊断标准：由病史信息中任意一条加上临床表现中的任意一条，且不能用其他原因解释时，应考虑热射病的诊断。病史信息：①暴露于高温、高湿环境；②高强度运动。临床表现：①中枢神经系统功能障碍表现（如昏迷、抽搐、谵妄、行为异常等）；②核心温度超过40℃；③多器官（≥2个）功能损伤表现（肝脏、肾脏、横纹肌、胃肠等）；④严重凝血功能障碍或弥散性血管内凝血（DIC）。该患者符合诊断中病史信息中第二条及临床表现中第二和第三条，符合热射病诊断。

横纹肌溶解综合征（Rhabdomyolysis，RM）是指一系列影响横纹肌细胞膜、膜通道及其能量供应的多种遗传性或获得性疾病导致的横纹肌损伤，细胞膜完整性改变，细胞内容物（如肌红蛋白、肌酸激酶、小分子物质等）漏出，多伴有急性肾功能衰竭及代谢紊乱[2]。本例患者有剧烈运动史，肌酸激酶高达30 119 U/L，肌红蛋白＞ 3887.0ng/ml，横纹肌溶解综合征诊断成立。横纹肌溶解综合征发病机制为：剧烈运动时，肌肉的能量和氧气供应不足，直接损伤肌细胞膜，引起细胞外钙离子大量内流，细胞内游离钙离子升高。一方面细胞中钙离子超载引起肌肉收缩加强，进而加重能量不足；另一方面激活细胞内大量蛋白酶类，引起肌细胞溶解，肌细胞内容物大量释放入细胞外液，进入血循环，引发再灌注损伤，与此同时，白细胞趋化释放大量细胞因子和氧自由基，又进一步加剧肌肉溶解，最终导致一系列病理状态[3]。横纹肌溶解后对肾脏损害大，在肾小管形成结晶，造成梗阻，容易导致急性肾衰竭。横纹肌溶解综合征的治疗原则为尽快去除病因，及早给予大量补液和碱化尿液治疗，充分液体复苏，纠正低血容量，预防急性肾损伤。行 CRRT 治疗对 RM 有重要意义，CRRT 借助体外循环技术，可达到两个主要目的：一是有效降温；二是清除机体有害物质，清除机体中的肌红蛋白，控制血肌酐水平，减轻肾脏损害，维持机体内环境稳态。该患者入科后，置入临时股静脉双腔导管，采用连续性静脉 - 静脉血液滤过模式（CVVH）进行降温和清除肌红蛋白，患者肌红蛋白入科后第 6 天降至正常水平。

患者持续发热，最高可达 39℃，考虑有菌血症，送检华大 NGS 基因检测为沙门菌属。沙门菌是目前世界上食源性疾病最常见的肠道传染病原菌之一，主要通过食物传播，能引起散发性和地方流行性的胃肠炎暴发。沙门菌可引起人类伤寒、副伤寒、食物中毒、胃肠炎、败血症和局部感染等多种疾病。该病菌被人感染后的主要症状表现分为三种：中毒型、伤寒型及败血症型。①中毒型，又称肠炎型。这一类型是沙门菌感染比较常见的形式之一。该种类型发病比较急促，患者常伴有极其怕冷、低热、气胀、腹痛、恶心等症状。随着病情的发展，出现腹泻，一天几次到十几次不等，大便呈黄色或带绿色水状，常常会混有未完全消化的食物，部分患者还会有脓血。②伤寒型。伤寒型沙门菌感染后，一般的症状表现与伤寒相类似，但是症状表现比伤寒要轻一些，伴有胃肠道不适症状，同时也会出现腹泻，白细胞总数低下，脾大等。③败血症型。此种类型为病情发展较严重的类型，主要表现为持续高热不退，同时伴有反复寒战、出汗、恶心、头痛、体重下降等症状，还有些患者会出现胃肠炎情况。据相关资料表明，大概有 1/4 的患者在患病过程中会出现局部感染，其中以骨关节最多见，多关节或者器官常被累及，比如，病菌感染后会引起支气管肺炎、肺脓肿、胸膜炎、脓胸、心包炎、心内膜炎等，死亡率可达 80% 以上。

患者存在腹痛、腹泻，持续高热，二代测序血液中检测到沙门菌属，考虑为沙门菌感染引起的败血症。Zhang 等研究显示热应激肉鸡肠道中乳杆菌和双歧杆菌数量减少，而沙门菌、大肠埃希菌和梭菌的数量增加[4]。正常人存在肠道屏障，各种病菌不易入血。近期研究发现胃肠道存在一种新的解剖结构——"肠血管屏障"，它与血脑屏障类似，可以阻止细菌进入血液[5]。热射病导致益生菌减少，致病菌如大肠埃希菌、葡萄球菌等增多，短链脂肪酸（short-chain fatty acids，SCFA）产生减少，进而促进肠道炎症和破坏肠道屏障[6]。鼠伤寒沙门菌可通过调节 Wnt/β-catenin 信号通路改变血管屏障的完整性[5]，使细菌容易入血，形成菌血症。肠道屏障由肠上皮细胞和固有免疫细胞组成，维持腔内内容物和黏膜之间的平衡。肠黏膜屏障由不同类型的细胞组成，包括肠上皮细胞、杯状细胞、神经内分泌细胞，Paneth 细胞和 M 细胞，这些细胞通过不同的机制维持管腔黏膜的平衡[7]。当肠道功能正常时，肠道内的致病菌不能入血；当机体免疫力下降时，肠道内致病菌可大量生长繁殖，直接引起肠道屏障损伤，肠道屏障功能受损后可导致致病菌及炎症因子入血。因此，初步考虑该患者初期因进行军事训练，剧烈运动、热打击导致胃肠功能紊乱，破坏了肠道屏障功能，导致了沙门菌菌血症。

总之，该患者病情复杂危重，早期有效的降温、抗感染有效地改善了患者的预后，利用二代测序快速准确地查找病原菌为进一步治疗提供了可靠依据，CRRT 的应用可快速有效地降温及清除有害物质，使患者尽快康复。

五、诊治体会与启示

（1）该患者高强度训练后先后出现肌肉酸痛、腹泻、高热、咽喉痛等症状，病史相对较长，临床表现复杂，易导致误诊；剧烈运动及热打击可诱发肠源性感染，但普通培养阳性率较低，增加了诊治难度。

（2）每年 5—11 月，腹泻、发热患者需考虑沙门菌感染的可能性，医护人员要详细询问患者当地流行病学资料，并可结合基因测序技术辅助精确诊断。

（3）横纹肌溶解综合征是剧烈运动后常见的并发症。当患者出现下列情形之一时可做出临床诊断：①肌酸激酶显著增高＞正常峰值 5 倍或＞ 1000 U/L；②血、尿肌红蛋白水平明显增高；③尿潜血试验阳性而镜下未见红细胞。除降低患者核心温度及控制肌肉抽搐以防止肌肉持续损伤外，血液净化是一种快速有效的治疗方式。

（4）沙门菌感染，白细胞多为正常，血培养几乎为阴性。

参考文献

[1] 杨乾坤，陈通，裴祎，等.热射病合并横纹肌溶解综合征及前臂骨筋膜室综合征 1 例报道 [J].中国医科大学学报，2020，49（1）：91-93.

[2] 田阳，方振浩，张扬，等.飞行员运动性横纹肌溶解综合征一例并文献复习 [J].

航空航天学杂志，2020，31（3）：385-386.

［3］符庆瑛，刘睿，贺发贵，等.剧烈运动致横纹肌溶解并急性肾损伤临床分析［J］.中国医师进修杂志，2018，41（10）：904-908.

［4］Zhang C, Zhao XH, Yang L, et al. Resveratrol alleviates heat stress-induced impairment of intestinal morphology, microflora, and barrier integrity in broilers［J］. Poult Sci，2017，96（12）：4325-4332.

［5］Spadoni I, Pietrelli A , Pesole G, et al. Gene expression profile of endothelial cells during perturbation of the gut vascular barrier［J］. Gut Microbes, 2016，7（6）：540-548.

［6］Iacob S, Iacob DG. Infectious Threats, the Intestinal Barrier, and Its Trojan Horse：Dysbiosis［J］. Front Microbiol，2019，10：1676.

［7］于冰，李信.炎症性肠病发病机制研究进展［J］.蛇志，2020，32（1）：114-115.

（刘莹莹、张玉想、江利亚 解放军总医院第八医学中心）

病例 18

突发高热、意识不清

一、病例简介

患者男，86岁，农民，居住地为北京市怀柔区，在家中静息时出现意识不清。发病当天怀柔最高气温36℃，相对湿度：46%，于2018年8月3日15：50由家人送来北京怀柔医院急诊科。

1. 主诉

发热、意识不清4 h。

2. 现病史

患者发病4 h前在家中休息时无明显诱因出现发热，测腋温40.3℃，意识不清，出汗多，无咳嗽、咳痰、咯血、呼吸困难，无肢体抽搐、外伤，无呕吐、腹泻、黑便，现场未做处理，家人遂送来我院，家人诉其居住屋内未安装空调。

3. 发病诱因

高温天气，室内未安装空调等降温设施。

4. 既往史

有冠心病、阵发性心房颤动、高血压病、脑梗死，遗留右侧肢体活动不利、言语不利，长期卧床，否认药敏史、手术史。

5. 入院查体

体温39.6℃（腋温），血压：160/90 mmHg，脉搏98次/分，呼吸35次/分，平车推入病室，呼之不应，深压眶反射阳性（＋），高热面容，头皮无裂伤、血肿，双瞳孔等大等圆，光反射迟钝，颈软无抵抗，双肺呼吸音粗，未闻及干湿啰音，心率98次/分，律齐，腹平软，未扪及局限性包块，肠鸣音3次/分，双下肢水肿阳性（＋），四肢肌力检查不配合，脑膜刺激征阴性（－），病理征未引出。

6. 辅助检查

1）实验室检验值

血常规：白细胞计数 $7.81 \times 10^9/L$，中性粒细胞百分比83.41%，血红蛋白

147 g/L，血小板计数 173×10⁹/L，血细胞比容 41.3%。

血生化：血葡萄糖 12.85 mmol/L，丙氨酸氨基转移酶 24 U/L，肌酸激酶 85 U/L，肌酸激酶同工酶 4 U/L，肌酐 66.0 μmol/L，尿素氮 6.19 mmol/L，血钾 3.92 mmol/L，血钠 136.0 mmol/L，血氯 100.1 mmol/L，碳酸氢根 24.5 mmol/L。

凝血功能：凝血酶原时间 14.6 s，凝血酶原活动度 65.6%，国际标准化比值 1.26，凝血酶时间 17.9 s，活化部分凝血活酶时间 5.02 s，纤维蛋白原 3.02 g/L，D- 二聚体 30.38 mg/L；

血气分析：pH 7.45，二氧化碳分压 33 mmHg，氧分压 60.7 mmHg，血氧饱和度 90.8%，乳酸 3.0 mmol/L，吸氧浓度 21%。

2）影像学检查

心脏超声：射血分数 56%，左房扩大（39 cm×49 cm×63 cm），二尖瓣轻度反流，心包少量积液。

下肢血管超声：双下肢动脉硬化。

头颅 CT：多发腔隙性脑梗死伴部分脑软化灶，老年性脑改变（图 18-1）。

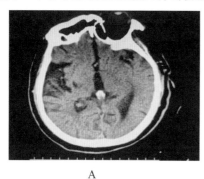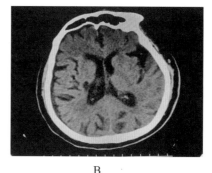

A   B

图 18-1　头颅 CT（A、B）

A. 多发腔隙性脑梗死伴部分脑软化灶；B. 老年性脑改变

胸部 CT：右肺下叶渗出性改变，右肺中叶小结节（图 18-2）。

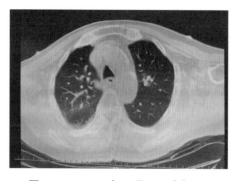

图 18-2　2018 年 8 月 3 日胸部 CT

腹部 CT：胆囊结石（图 18-3）。

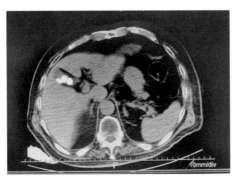

图 18-3　2018 年 8 月 3 日腹部 CT

二、诊断

①热射病（经典型）；②肺炎；③冠状动脉粥样硬化性心脏病（冠心病）心功能 III 级（NYHA 分级）；④高血压病 2 级，极高危组；⑤脑梗死后遗症；⑥胆囊结石。

三、治疗经过

1. 现场救治

患者家人发现后立即给予脱衣、电风扇降温，冷水擦浴。

2. 转运后送

患者家人自行送来我科。

3. 首诊科室（急诊科）救治

鼻导管吸氧 2 L/min，腋下、肘窝、颈部、腹股沟等处放置冰袋物理降温，头部戴冰帽，冰盐水灌肠，建立静脉通路，补液，地塞米松 10 mg 入壶，头孢唑肟 3.0 g，q12h 抗感染，醒脑静 20 mg 促醒治疗，其间患者出现肢体颤动，给予地西泮 5 mg 静脉滴注，8 月 3 日 18：29，患者体温降至 38.6℃（腋温），仍意识不清，收住 CCU。APACHE II 评分：14 分。

4. CCU 救治方案

物理降温、头孢唑肟抗感染、硝酸异山梨酯改善心肌供血、冠心病二级用药、鼻饲流食支持治疗，未应用气管插管及呼吸机。8 月 4 日查血常规：白细胞计数 5.13×10^9/L，中性粒细胞百分比 85.51%，血红蛋白 129 g/L，血小板计数 263×10^9/L，B 型钠尿肽 389.1 ng/L，降钙素原 0.46 ng/ml；生化：血葡萄糖 9.85 mmol/L，丙氨酸氨基转氨酶 8.1 U/L，肌酸激酶 296 U/L，肌酸激酶同工酶 14 U/L，肌酐 51.1 μmol/L，尿素氮 7.4 mmol/L，血钾 3.27 mmol/L，血钠 137.0 mmol/L，血氯 104.0

mmol/L，碳酸氢根 29.0 mmol/L，给予静脉滴注 15% 氯化钾 20 ml 纠正低钾血症。8 月 5 日发作心房颤动，给予胺碘酮 150 mg 静脉注射后恢复窦性心律，8 月 6 日患者神志转清，8 月 8 日复查血钾 3.87 mmol/L。血培养：无细菌生长。甲状腺功能五项：三碘甲状腺原氨酸 0.59 nmol/l，四碘甲状腺原氨酸 56.86 nmol/L，血清游离三碘甲状腺原氨酸 2.95 nmol/L。

5. 转归

2018 年 8 月 18 日，患者无咳嗽、咳痰、发热，无意识不清，生命体征平稳，出院。

四、讨论与分析

问题 1：如何识别经典型热射病？

热射病是夏季最常见的可致命的危重疾病，发病率占中暑的 8.6% ~ 18.0%。它是由于暴露于热环境和（或）剧烈运动导致机体产热与散热失衡，以核心温度升高 > 40℃和中枢神经系统异常、进行性多器官功能损害为主要特征[1]。根据最新的诊断标准：暴露于高温（高湿）环境和（或）剧烈运动一定时间后，新出现下列临床表现中的任意一条，且不能用其他原因解释，即可诊断为热射病：①中枢神经系统损害表现（如昏迷、全身抽搐、谵妄、行为异常等，格拉斯哥昏迷评分（GCS）评分≤ 14）；②核心温度≥ 40℃；③多器官（≥ 2 个）功能障碍表现（肝脏、肾脏、横纹肌、胃肠、循环、呼吸功能损伤等）；④严重凝血功能障碍或弥散性血管内凝血（DIC）[2]，根据发病原因和易感人群的不同，热射病分为经典型热射病（CHS）和劳力型热射病（EHS）。CHS 主要由于被动暴露于热环境引起机体产热与散热失衡而发病。CHS 常见于年幼者、孕妇和年老体衰者，或者有慢性基础疾病或免疫功能受损的个体[3]。本例患者发病时外界温度 36.0℃，出现意识障碍，符合 CHS 的诊断标准，因高热来诊的患者在诊断 CHS 时，首诊医生接诊时还需与颅内感染（结合季节因素，应考虑乙型脑炎的可能）、肺炎、急性脑血管病后继发吸入性肺炎等相鉴别。

问题 2：如何预防热射病？

据有关文献报道：发现中暑与气温、湿度及风力有密切关系，在气温超过 32℃和湿度超过 60% 时人体易发生中暑[3]。热射病是完全可以预防的，对于高危人群，在高温天气来临时，加强防暑知识的宣传，掌握预防中暑的相关知识，及早使用空调等降温防暑，就可以有效地避免 CHS 的发生，这是"不治已病治未病"观念的集中体现。

问题 3：一旦发生热射病，如何应急处理？

机体产热与散热失衡、核心体温显著升高，是热射病的基础，早期快速识别 CHS 和有效快速降温是救治的关键。快速有效降温能减少并发症和后遗症的发生。早期亚低温治疗可直接阻止持续高温对机体细胞的损伤，对器官功能保护具有重要作用，也是国际公认的行之有效的脑保护手段。物理降温安全有效，是 CHS 患者首选的降温方式。有效的物理降温主要是通过增加机体与环境间的温差（传导散热）、气压差（蒸发散热）、空气流速（对流散热）来实现的，临床具体处理包括体表降温和体内降温两大类，前者包括冰水浸泡、冰袋、冰帽、控温毯，以及使用温水擦拭，并持续电扇扇风等；后者包括静滴冷盐水，冷盐水胃灌洗、灌肠、腹腔灌洗等。但这些方法都有其优缺点，在工作中应根据实际条件和临床经验选择最方便有效的降温方法。本例发现较早并转运及时，高热尚未造成严重的后果，患者除意识障碍外，尚未出现其他多器官功能衰竭的严重情况，来院后第一时间给予冰袋、冰帽物理降温，地塞米松抗炎、解痉、抗感染等治疗，为患者后续治疗争取了时间。因此，早期识别 CHS，通过快速有效地降温（降温速率＞ 0.15℃ /min），并使核心体温不低于 38.5℃，同时及早消除诱因，这是改善预后的关键。

问题 4. 本例的诊断有哪些值得商榷之处？

本例患者老年男性，发病时室温高于 35℃，住所内未安装空调，未从事高温作业，此次发病符合经典型热射病的诊断标准。值得注意的是患者肺部影像学显示有右肺小片渗出影，考虑有两种可能：①热射病引起的肺损伤；②肺炎。老年患者肺炎常隐匿起病，此次发生热射病不除外有肺炎这一诱因，那会不会是肺炎引起的发热呢？从胸部 CT 上看，肺部轻微地渗出，引起 40.3℃这种程度的高热可能性不大。综合考虑，肺部炎症为热射病引起肺损伤的可能性较大。因此，夏日高温高湿环境，出现肺炎、产生高热现象，特别合并意识障碍时，应考虑到热射病的可能。

五、诊治体会与启示

1. 体会

被动暴露于热环境的年幼者、孕妇和年老体衰者、慢性基础疾病或免疫功能受损的个体，以及出现核心温度升高＞ 40℃和中枢神经系统异常、进行性多器官功能损害，需要考虑到经典型热射病的可能。

治疗要点：尽早识别热射病，尽快脱离高温环境，降低体温是首要任务，充分利用现有的手段进行物理降温，及时转运到专业医疗机构，进行更有效的降温及其他综合治疗。

2. 启示

热射病危害性大，死亡率高，但其是一种可以预防的疾病。应针对重点人群加强宣传力度，及早识别，尽可能把治疗措施前移，强调降温的极端重要性，采取综合性防治措施，是降低热射病伤害的关键。

参考文献

［1］全军热射病防治专家组，全军重症医学专业委员会.中国热射病诊断与治疗专家共识［J］.解放军医学杂志，2019，44（3）：181-196.

［2］王力军，寿松涛，柴艳芬，等.2017年天津市成人中暑患者调查分析［J/OL］.中华危重症医学杂志（电子版），2018，11（5）：347-349.

［3］宋青，毛汉丁，刘树元.中暑的定义与分级诊断［J］.解放军医学杂志，2019，44（7）：541-545.

（殷文朋　首都医科大学附属北京朝阳医院怀柔医院）

长跑致劳力型热射病、多器官功能衰竭并发脑出血死亡

一、病例简介

患者，男，17岁，战士。长跑后出现呕吐、高热并意识丧失6 h，2017年4月30日 16：02 入院。

1. 主诉

长跑后出现呕吐、高热并意识丧失6 h。

2. 现病史

患者于 2017 年 4 月 30 日 9：10 开始 3 千米长跑，无负重，室外气温 23℃、相对湿度 48%、北风 1～2 级，结束长跑后，于 9：30 出现恶心、呕吐，呕吐物为胃内容物，现场未监测体温，未做降温处理，即将患者送至就近地方医院，转送途中（9：40 左右）患者小便失禁。9：58（发病后 28 min）患者抵达驻地附近医院，测体表温度 41℃，并出现四肢抽搐、眼球上翻及一过性意识丧失，予物理降温处理后患者无好转，遂转送我院重症医学科救治。到达我院时距发病近 7 h，患者大便失禁，解 1500 ml 黄色稀便。

3. 发病诱因

剧烈运动（3 千米长跑，无负重）。

4. 入院查体

体温（腋温）40.2℃，脉搏 89 次 / 分，呼吸 35 次 / 分，血压 95/45 mmHg；谵妄状态，答非所问，言语不清；皮肤苍白、干燥，双下肢花斑；双侧瞳孔等大等圆，直径约 3 mm，对光反射灵敏；颈部肌肉略紧张，无颈静脉怒张；心、肺、腹部查体未见明显异常；脊柱、四肢无畸形，双下肢无水肿，四肢肌张力基本正常，腱反射基本正常，双侧病理反射未引出。

5. 辅助检查

1）实验室检验值（血）

血小板计数 98×10⁹/L；肌酐 180 μmol/L，尿素 10.4 mmol/L；凝血酶原时间 26 s，活化部分凝血活酶时间 49.8 s，血浆纤维蛋白原 1.09 g/L，凝血酶时间 31.1 s，国际标准化比值 2.53，凝血酶原活动度 20.6%，抗凝血酶原 III 71.8%，*D*- 二聚体 144.40 mg/L，纤维蛋白降解产物 451.2 μg/ml；肌损伤酶学指标：谷草转氨酶 257 U/L，肌酸激酶 808 U/L，乳酸脱氢酶 899 IU/L。

2）影像学检查

脑部 CT 示脑干、双侧大脑半球密度略低；胸部双下肺小片状模糊影。

二、诊断

①劳力型热射病；②弥漫性血管内凝血；③急性肾损伤；④急性肝功能不全；⑤吸入性肺炎；⑥应激性溃疡。

三、诊疗过程

1. 现场救治

2017 年 4 月 30 日 9：30 出现恶心、呕吐，现场未监测体温，未做降温等处理。

2. 转运后送

向就近地方医院转送，途中未做降温处理、未监测体温；9：40 左右患者小便失禁，到达地方医院后留置导尿管。

3. 首诊科室

9：58（发病后 28 min）抵达驻地附近医院，测体表温度 41℃（腋温），并出现四肢抽搐、眼球上翻及一过性意识丧失，予物理降温处理，患者无好转。

4. 我院救治

收入重症医学科，立即予以下治疗措施。

①积极降温，肾替代治疗：患者高热（40℃）、少尿且尿呈浓茶色，肾功能指标异常，入科后立即予冰毯、冰帽降温，留置右侧股静脉双腔血滤管后开始连续性肾脏替代治疗（CRRT）治疗，模式为连续性静脉 - 静脉血液滤过（CVVH）（前稀释），设置治疗温度 36.5℃、血流量 150 ml/min、置换液流量 2000 ml/h，先后选择肝素（1250 ~ 1625 U/h）、枸橼酸钠（4% 枸橼酸钠 180 ml/h）抗凝。入院治疗 1 h 后，患者腋温降至 38.5℃以下，降温效果维持良好，体温未复升（图 19-1）。

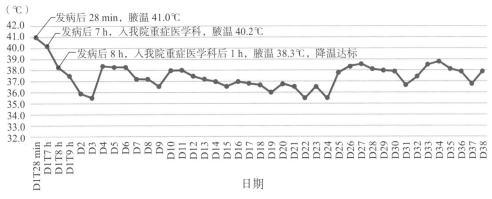

图 19-1　患者发病后体温变化趋势

T（腋温，℃）正常值范围 36 ~ 37℃。

②保护气道、镇静：患者持续躁动，呼吸频率快（＞ 30 次 / 分），为加强镇静及保护气道行经口气管插管，插管后予咪达唑仑镇静、机械通气，维持镇静评分RASS 3 分。因患者持续昏迷，短时间内无脱机、拔管可能，在患者凝血指标稍好转时，于 5 月 23 日（发病后第 23 天，经口气管插管 23 天）行经皮穿刺扩张气管切开术。

③脱水降颅压，维持循环及脑灌注：入院颅脑 CT 提示脑组织水肿严重（图 19-2），予静滴甘露醇联合白蛋白＋利尿药脱水降颅压。心脏超声评估心功能（EF 70%，左房增大，左室壁厚，三尖瓣、肺动脉瓣轻度反流，左心收缩功能正常、舒张功能减低，少量心包积液），监测心肌损伤生物学标志物［肌钙蛋白 T、肌酸激酶同工酶、B 型钠尿肽均有不同程度的升高（图 19-3）］，去甲肾上腺素持续泵入［最大剂量：2.2 μg·（kg·min）］，目标平均动脉压（MAP）维持在 85 ~ 90mmHg。

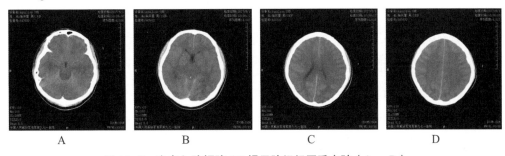

图 19-2　患者入院颅脑 CT 提示脑组织严重水肿（A ~ D）

④监测凝血功能，补充凝血底物：患者有出血倾向，鼻腔渗出严重，填塞止血效果差，血小板计数下降，每日复查凝血指标，提示患者凝血功能异常，表现为凝血时间延长、纤维蛋白原下降、D- 二聚体升高、纤维蛋白原降解产物升高，弥散性血管内凝血诊断积分系统评分 11 分（＞ 6 分），DIC 诊断明确。多次输血浆（置

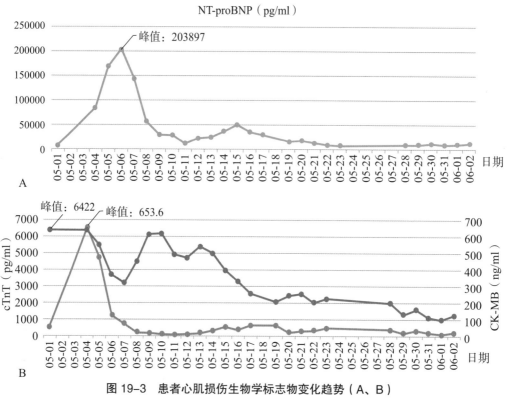

图 19-3 患者心肌损伤生物学标志物变化趋势（A、B）

A.B 型钠尿肽前体；B. 肌钙蛋白 T 及肌酸激酶同工酶

B 型钠尿肽正常值范围 0 ～ 38 pg/ml；肌钙蛋白 T（cTnT）正常值范围 0.02 ～ 0.13 pg/ml；肌酸激酶同工酶（CK-MB）正常值范围 0 ～ 25 ng/ml。

换新鲜血浆 14 次，总计 8270 ml；输普通血浆 4 次，总计 1780 ml；血浆置换 2 h，输新鲜血浆 2500 ml）、冷沉淀（11 次，总计 119.4 U）、血小板（9 次，总计 90 U）、去白细胞红细胞悬液（10 次，总计 29.5 U）治疗。在补充血小板、凝血因子、纤维蛋白原等凝血底物的同时，结合肾脏替代治疗，选用肝素 1250 ～ 1625 U/h 持续泵入，阻断异常凝血导致的微血栓形成（图 19-4 和图 19-5）。

⑤抗感染：监测感染指标，多次查痰、支气管肺泡灌洗液培养，结果为铜绿假单胞菌阳性（++）、金黄色葡萄球菌阳性（+++），先后予哌拉西林他唑巴坦、利奈唑胺、美罗培南、头孢哌酮舒巴坦抗感染，后考虑利奈唑胺对血小板及凝血功能有影响，更改为万古霉素；5 月 14 日、5 月 26 日痰培养均报告查见曲霉菌（分别为米曲霉、黑曲霉），予伏立康唑抗真菌治疗。

⑥抗炎：乌司他丁 30 万 U/12h、血必净注射液 30 ml/d。

病情变化：

5 月 2 日 11：15（发病后 50 h）：患者心搏骤停，复苏后心电活动不稳定，反

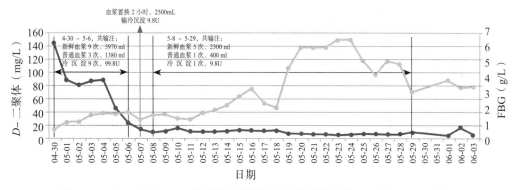

图 19-4　患者血浆 D- 二聚体及纤维蛋白原变化趋势及输注血浆、冷沉淀情况

D-Dimer：D- 二聚体，正常值范围 0 ~ 500 mg/L；FBG：纤维蛋白原，正常值范围 2.0 ~ 4.4 g/L

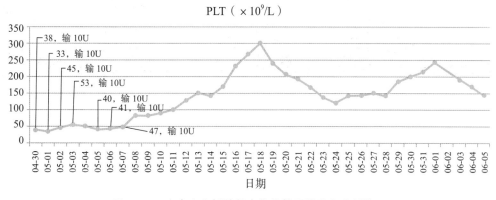

图 19-5　患者血小板计数变化趋势及输注血小板情况

复心动过缓、停搏（14：30、15：40、16：35、17：20、18：15），每次停搏后复跳时间约 10 min，直至 18：30 患者心电逐渐稳定，但持续昏迷。

5 月 4 日 7：21（发病后 94 h）：患者再次心搏骤停，复苏过程中室颤（7：23），双相 200 J 电除颤 4 次，7：30 转为室速，胺碘酮静推后持续泵入，7：38 转为窦性心律，8:32 再次室速后室颤，予双相 200 J 电除颤后复跳，复跳后心电不稳，反复室速，静脉推注 2% 利多卡因 2.5 ml 后终止。复苏后仍昏迷，瞳孔对光反射消失，格拉斯哥评分（GCS）3 分。再次心脏超声：左房大，室间隔及左室后壁明显增厚，二、三尖瓣少量反流，左室收缩功能正常、舒张功能减低，少量心包积液（图 19-6）。

5 月 9 日上午（发病后第 9 天）：颅脑 CT 提示脑干及双侧小脑半球出血（图 19-7），予止血治疗，继续脱水、降颅压。

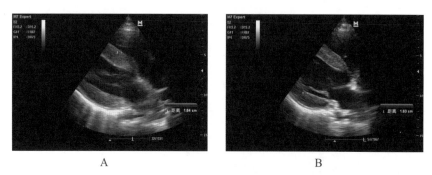

图 19-6 患者超声心动图显示增厚的室间隔（A）及左室后壁增厚（B）

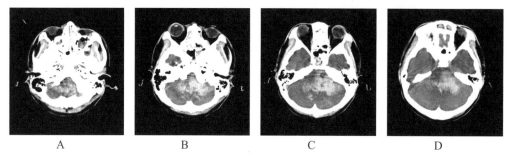

图 19-7 患者颅脑 CT 显示脑干及双侧小脑半球出血（A～D）

患者持续深昏迷，GCS 3 分，瞳孔对光反射消失，自主呼吸消失。脑、心脏、肝脏、肾脏、凝血等多器官功能障碍，生命体征极不稳定；DIC 难以纠正，持续存在出血倾向。

6 月 6 日 22：00（发病后第 37 天零 12 h）：患者再次心搏骤停，抢救 40 min 后仍无法复跳，于 2017 年 6 月 6 日 22：40 临床死亡。

四、讨论与分析

热射病是热相关疾病中的急危重症，也是最致命的类型。高温高湿环境中，重体力作业或剧烈运动过程中或之后出现核心体温升高伴中枢神经系统功能障碍，劳力型热射病诊断成立。劳力型热射病多发生于健康年轻人群，尤其是运动员、消防员、警察、军人等特殊职业群体。尽管劳力型热射病起病快、进展迅速、病情凶险，但仍然可防可治。国外学者的统计数据显示，在接受恰当治疗，尤其是发病后及时有效降温治疗的热射病患者，其病死率接近于 0，而未经治疗者，病死率则可高达 80%。

早期识别、早期诊断是热射病有效救治的前提。Bouchama[1] 标准是应用最广泛的热射病诊断标准，热暴露史、核心温度 > 40℃、中枢神经系统异常是其诊断的基本要素。但临床中时常可见体温 < 40℃的热射病患者，也有很多体温 > 40℃的非热射病患者，仅依靠核心温度＞40℃并不能对热射病做出准确诊断。因此，2019年推出的《中国热射病诊断与治疗专家共识》[2]（以下简称"2019《共识》"），基于"病史信息"和"临床表现"两个方面，提出了新的热射病诊断标准：①病史信息：有高温、高湿环境暴露史，高强度运动；②临床表现：中枢神经系统功能障碍表现，核心温度＞40℃，有多器官功能损害，有严重凝血功能障碍或 DIC。本例患者热暴露并不明显，但在高强度运动后发病，临床表现存在高热、谵妄、昏迷、多器官功能损害及 DIC，依据 2019《共识》标准，劳力型热射病诊断明确。

劳力型热射病的严重程度及临床结局与热暴露时间密切相关，第一时间有效降温是热射病救治的关键[3-5]。在诸多的降温方法中，冷水浸浴（cold water immersion，CWI）是目前最有效的降温方法，其降温速率最高可达每分钟 0.35℃。大动脉处冰敷、冷水喷淋、增加对流等降温措施效果虽不及 CWI，但在条件不具备的野外也不失为可选的降温手段。降温终点的选择尚缺乏足够证据支持，2019《共识》将目标温度设定为 37.0～38.5℃。同时，强调在降温过程中密切观察患者表现，若患者体温在达标后再次升高，应重新启动降温程序。本例患者发病后，现场未采取有效降温措施，使患者失去了第一时间得到降温的机会。此外，患者呕吐后被送至驻地附近的地方医院，其对热射病处理的能力有限，降温不达标，使患者再一次错过了有效降温的时机。最终，当患者到达我院重症医学科启动有效降温程序时，距发病已接近 7 h，腋温仍在 40℃以上，严重的热损害已经发生，且不可逆转，这也是导致患者最终抢救无效死亡的最重要原因。

热射病导致的多器官功能障碍综合征是加速患者死亡的重要原因。心血管系统是重要的靶点之一，热射病心肌损害在重症中暑患者热致死亡过程中扮演了重要角色[6-7]。热射病患者出现心肌损害时，心电图可有心动过速、心律失常、传导阻滞等多种表现，非特异性 ST 段改变亦较常见，可表现为 ST 段压低或类似心肌缺血时的 ST 段抬高。心脏超声主要表现为弥漫性室壁运动异常或不协调，也可表现为室壁明显增厚、室间隔高度水肿。心肌损伤生物学标志物水平也可有明显升高，且在热应激后的 24 h 内维持在一个较高水平。血流动力学数据表明，热应激者心率快、每搏输出量低，心排血量增加，中心静脉压、平均动脉压、总循环阻力均降低。进一步研究证实，热应激对左室收缩、舒张功能均有显著影响。本例患者热应激后心肌损害明显，治疗期间监测心肌损伤生物学标志物持续处于高水平状态，心脏超声可见室间隔增厚及左室舒张功能障碍和不同程度的瓣膜反流，符合热射病心肌损害的表现。热射病心肌损害尚无特异性的治疗手段，热应激早期及时、有效降温是阻止心肌损害发生、发展的最有效手段。一旦发生严重心肌损害，往往只能采取对症支持的治疗措施且效果不佳。

感染是热射病重要的并发症之一，也是加速热射病患者死亡的重要危险因素。侵袭性肺曲霉菌病（invasive pulmonary aspergillosis，IPA）多见于劳力型热射病合并肝功能衰竭、免疫功能低下的患者，其进展快，病情凶险，病死率高。本例患者热暴露时间长，有多器官功能损害，肝功能受累明显。发病2周后，在痰培养中查见曲霉菌（米曲霉、黑曲霉），明确诊断为曲霉菌感染，这也与文献报道中的阐述相吻合[8]。尽管在本例中，长时间热暴露导致的多器官功能损害，尤其是DIC、全身出血倾向，及后期的小脑半球、脑干出血是导致患者死亡的主要原因，但肺曲霉菌感染在加速患者死亡进程中也可能起到重要的作用。

随着全球气候变暖进程加剧，热射病的发生率逐年上升，病死率居高不下。劳力型热射病起病急骤，进展迅速，病情凶险，往往令医务人员猝不及防。热射病导致的多器官功能损害是导致患者死亡的重要原因。

五、诊治体会与启示

（1）气候变暖进程势头不减，劳力型热射病依旧高发。尤其在新兵群体，高危因素多，人员体质参差不齐，训练前高危人群筛查及EHS发病的估计难度较大。

（2）核心温度是热射病诊断的重要依据，也是反映热应激程度的重要指标。现场测量核心温度往往较难，体表温度虽然无法反映核心温度，但降温过程中体表温度的变化趋势可以反映降温治疗的效果。降温达标后，体表温度的复升与核心温度的复升具有同等意义。因此，体表温度在一定程度上能够指导降温治疗。

（3）热射病严重且致命，劳力型热射病更是猝不及防。尽管如此，热射病仍是可防可治疾病。早期识别、早期诊断、早期有效降温，以及降温达标后维持降温效果，是热射病救治的首要环节，也是有效防止多器官功能损害、改善热射病患者临床结局、降低病死率的关键手段。组训人员、参训人员对热射病的认识不足，第一接诊医院对热射病的处理能力有限，降温启动延迟且不达标，患者近7 h处于高温暴露状态，丧失了热射病处理的最佳时机，后续治疗难以奏效，最终导致多个器官功能严重损害及患者死亡。

参考文献

［1］Bouchama A, Knochel JP. Heat stroke［J］. N Engl J Med，2002，346（25）：1978-1988.

［2］全军热射病防治专家组，全军重症医学专业委员会.中国热射病诊断与治疗专家共

识〔J〕. 解放军医学杂志, 2019, 44（3）: 181-196.

〔3〕 Zeller L, Novack V, Barski L, et al. Exertional heatstroke: clinical characteristics, diagnostic and therapeutic. considerations 〔J〕. Eur J Intern Med, 2011, 22（3）: 296-299.

〔4〕 王洪萍, 陈玮, 李淑萍, 等. 劳力型热射病的快速识别与降温治疗进展〔J〕. 中华危重病急救医学, 2018, 30（10）: 1006-1010.

〔5〕 娄云鹏, 王洪萍, 李海玲, 等. 劳力型热射病救治时机对预后的影响: 附2例对比报告〔J〕. 中华危重病急救医学, 2016, 28（8）: 744-746.

〔6〕 娄云鹏, 林慧艳, 王洪萍, 等. 热射病心肌损害的研究进展〔J〕. 中华危重病急救医学, 2019, 31（10）: 1304-1306.

〔7〕 Liu SY, Wang Q, Lou YP, et al. Interpretations and comments for expert consensus on the diagnosis and treatment of heat stroke in China 〔J〕. Mil Med Res, 2020, 7（1）: 371-372.

〔8〕 Jiao J, Zhou F, Kang H, et al. Unexpected extrapyramidal symptoms and pulmonary aspergillosis in exertional heatstroke with fulminant liver failure: a case report 〔J〕. J Med Case Rep, 2017, 11（1）: 37-38.

（娄云鹏、林慧艳、顾晓峰、李海玲　海军第九七一医院）

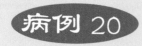

带病长跑致劳力型热射病、多器官功能衰竭后死亡

一、病例简介

患者，男，31岁，指导员。剧烈运动后意识障碍伴发热32 h，2019年7月11日1:37入院。

1. 主诉

剧烈运动后意识障碍伴发热32 h。

2. 现病史

患者于2019年7月9日17:50左右（室外温度28℃、相对湿度52%）无负重跑步5公里，于测试距终点500米时出现意识不清，四肢抽搐，每次抽搐持续约数十秒，可自行缓解，缓解后意识未恢复。队医给予物理降温、补液后仍有发热，体温最高达38.5℃（腋温）。送至解放军321医院急诊科。于解放军321医院补液1000 ml，输注"痰热清、维生素C"对症降温补液治疗，收入ICU治疗病情无缓解，且逐渐加重，体温最高至39℃以上，且逐渐出现呼吸急促，遂转诊于解放军964医院。诊断：①劳力型热射病；②多器官功能障碍综合征。予经口气管插管，呼吸机辅助呼吸及连续肾脏替代疗法（CRRT）治疗，同时给予退热、补液扩容、输血等治疗。患者仍持续昏迷状态，生命体征不平稳，需大量血管活性药维持血压，且持续呼吸机辅助通气状态下仍低血氧难纠正。为抢救治疗急转北部战区总医院。

3. 发病诱因

剧烈运动：无负重5公里跑步。

4. 既往史

考核3天前有感冒及轻度腹泻病史。

5. 入院体格检查

体温35.8℃，心率96次/分，呼吸16次/分，血压137/85 mmHg（大剂量升压药），动脉血氧饱和度 92%（PCV 模式，CVP18 cmH$_2$O，呼气终末正压 8 cmH$_2$O，氧浓度 70%），昏迷，格拉斯哥评分 4 分。口唇发绀，球结膜水肿，双侧瞳孔等大同圆，直径 2.5 mm，对光反射弱。双侧鼻腔填充加压止血，少量血液持续渗出。双肺呼吸音粗，可闻及湿啰音，肺底呼吸音弱。心律齐，腹部平坦，肠鸣音弱。四肢肿胀，双下肢可见花斑样改变，双足皮肤发绀，皮温凉，双侧巴宾斯基征阴性（−）。带入右股静脉置管及右侧锁骨下静脉置管各 1 根。

6. 入院辅助检查

1）实验室检验值

964 医院血常规：白细胞计数 17.68×10^9/L，血小板计数 134×10^9/L，中性粒细胞百分比 83.6%；尿常规：红细胞 1299.7/μl；肝肾功能：总胆红素 5.7 μmol/L，谷丙转氨酶 57 U/L，谷草转氨酶 190 U/L，肌酐 220 μmol/L，尿素氮 10.5 mmol/L，钾 2.8 mmol/L，肌酸激酶 1782 U/L；凝血：凝血酶原时间 17.7 s，活化部分凝血活酶时间 31.6 s，纤维蛋白降解产物 1.45 g/L；血气分析：pH 7.273，氧分压 80 mmHg，二氧化碳分压 40 mmHg，乳酸 2.5 mmol/L。北部战区总医院 EICU 血常规：白细胞计数 13.3×10^9/L，中性粒细胞 10.7×10^9/L，血小板计数 47×10^9/L，血红蛋白 103 g/L，单核细胞计数 0.1×10^9/L，淋巴细胞计数 0.8×10^9/L，血细胞比容 34%，C 反应蛋白 1.11 mg/L；血生化：总胆红素 43.5 μmol/l，直接胆红素 25.7 μmol/L，谷草转氨酶 1332 U/L，谷丙转氨酶 1064 U/L，谷氨酰胺转肽酶 82.45 U/L，肌钙蛋白 0.547 ng/ml，肌酸激酶 16967 pg/ml，肌酸激酶同工酶 189 IU/L，乳酸脱氢酶 2137 IU/L，肌酐 284 μmol/L，尿素氮 10.71 mmol/l，总蛋白 55.7 g/L，白蛋白 34.8 g/L，血清胆碱酯酶 6851 U/L，B 型钠尿肽 2153 pg/ml，血淀粉酶 206 IU/L，血脂肪酶 349 U/L，肌红蛋白 2990 ng/ml，血氨 37 μmol/L；凝血功能：凝血酶原时间 24 s，活化部分凝血活酶时间 61.7 s，国际标准化比值 2.21，凝血酶原时间比值 1.88，凝血酶时间 25.2 s，纤维蛋白原含量 1.98 g/L，D– 二聚体 29.49 mg/L，纤维蛋白降解产物 111.25 μg/ml，抗凝血酶原 III 63%；血气分析：pH 7.47，二氧化碳分压 36 mmHg，氧分压 59 mmHg，肺泡 - 动脉氧分压差 395 mmHg，碱剩余 2.6 mmol/L，血乳酸 5.2 mmol/L，碳酸氢根 26.2 mmol/L，总钙 1.11 mmol/L，空腹葡萄糖 3.8 mmol/L；免疫检测：总 T 淋巴细胞 71.4，总 T 淋巴细胞 / 抑制性 T 细胞 25.7，总 T 淋巴细胞 / 总 B 淋巴细胞 43.6，总 B 淋巴细胞：抑制性 T 细胞 1.70。

2）影像学检查

964 医院头、胸及腹部 CT 检查：①头颅 CT 平扫未见明显异常；②双侧上颌窦、筛窦炎症；③双肺炎症；④双侧胸腔积液（图 20-1）；⑤腹腔呈渗出样改变；⑥脂肪肝；⑦胆囊窝积液；⑧腹腔及盆腔积液。

964 医院心脏超声：①心包腔内可见液性暗区，舒张期左室后壁后方约 5 mm。②左室后壁心包外侧探及液性暗区，其内似探及实变肺组织。

964 医院腹部超声：脂肪肝，双肾回声增强，胆囊壁增厚，肝肾间隙少量积液。

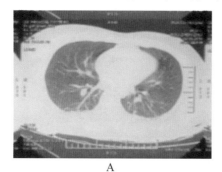
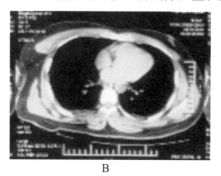

A   B

图 20-1 964 医院肺部 CT 可见双肺炎症、胸腔积液表现（A、B）

北部战区总医院肺部 CT：双肺炎性改变、肺不张；大量胸腔积液（图 20-2）。

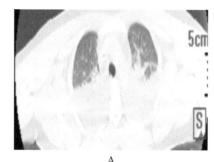
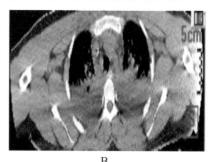

A   B

图 20-2 北部战区总医院肺部 CT（A、B）

A. 北部战区总医院 7 月 11 日肺部 CT（肺窗）；B. 北部战区总医院 7 月 11 日肺部 CT（纵隔窗）

二、诊断

①劳力型热射病；②多器官功能障碍综合征；③重度急性呼吸窘迫综合征；④肝功能损伤；⑤急性肾损伤；⑥胰腺损伤；⑦心肌损伤；⑧凝血功能异常；⑨横纹肌溶解；⑩多浆膜腔积液；⑪低血糖；⑫高乳酸血症。

三、诊疗过程

1. 现场救治

现场给予通风，物理降温，补液治疗。

2. 转运后送

7 月 9 日 19：26 送至 321 医院急诊科，予补液 1000 ml、"痰热清、维生素 C"

静脉滴注。病情严重，转运至 964 医院 ICU，体温 39.4℃，患者呼吸困难、多脏器功能障碍，给予气管插管 + 机械通气，镇痛镇静，物理降温，补液升压，持续连续肾脏替代疗法治疗（无超滤），输血治疗，病情仍持续加重，脏器功能进行性下降，生命体征需大量药物及设备维持。效果不佳，转运至北部战区总医院。

3. 我院救治过程

于 2019 年 7 月 11 日 1：37 收入北部战区总医院 EICU：①呼吸机辅助通气改善 ARDS 引起的低氧；② CRRT 进行液体量调整及清除炎性介质；③脉波指示剂连续心排血量监测（pluse indicator continuous cardiac output，PICCO）进行血流动力学监测，随时调整血管活性药及液体平衡，评估心脏功能（表 20-1）；④因患者肝、肾功能损害严重，凝血功能差，输注血液制品补充凝血因子；⑤纠正低血糖；⑥血浆置换联合 CRRT 治疗。

表 20-1　PICCO 监测指标

日期	CI	GEDI	SVRI	PVPI	ELWI	SVV	GEF
7 月 11 日（14：30）	2.6	529	1800	2.0	16	15	0.30
7 月 12 日	2.7	660	2000	2.3	15	16	0.30
7 月 13 日	2.6	690	1600	2.0	14	11	0.37
7 月 14 日	2.7	698	1300	2.1	16	12	0.33
7 月 15 日	3.2	666	800	2.3	18	12	0.44

CI：心排血量指数 [L/（min·m^2）]；GEDI：全心舒张末期容积（ml/m^2）；SVRI：血管阻力指数 [dyn·sec·cm^{-5}·m^2]；PVPI：肺血管通透性指数 1/（0 ~ 3.0）；ELWI：血管外肺水指数（ml/kg）；SVV. 每搏变异率（%）；GEF. 全心射血分数（%）。

病情演变：

本文中该患者为青年男性，否认基础疾病，考核 3 天前有感冒及轻度腹泻病史。在治疗过程中，患者出现 ARDS 及心脏功能降低，肺血管通透性的增加及相应的肺水肿的增加。这与患者热射病后出现 ARDS、低氧血症、痰中带血基本相符。患者肝功能损害严重，肝酶及胆红素均明显升高，且出现低血糖改变，凝血功能改变。给予血浆置换联合 CRRT 治疗，经全院大会诊反复评估患者的液体量及脏器功能。患者肝酶在高峰后有所降低，但胆红素仍持续增高，考虑出现酶胆分离，肝功能未见明显改善。患者脏器损害严重，治疗效果不佳（图 20-3 ~ 图 20-5）。7 月 15 日患者出现血压降低，痰液中大量血性痰液，同时出现呼吸困难，不可逆的代谢性酸中毒，白细胞显著降低至 0.6×10^9/L。考虑患者出现严重的免疫抑制。急查免疫功能监测，患者总 T 淋巴细胞降低至 18.6%，抑制性 T 细胞降低至 8.8%，总 B 淋巴细胞降低至 4.6%。T 辅助细胞：T 抑制细胞 0.52，提示患者为严重的免疫抑制。患者于 7 月 15 日 10：31 心电图等电位线，临床死亡。

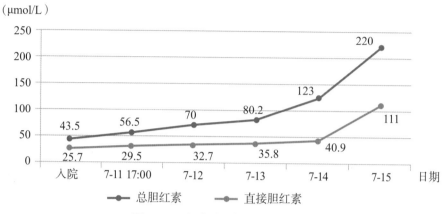

图 20-3　入院后患者胆红素变化

总胆红素正常值范围 0 ~ 23 μmol/L；直接胆红素正常值范围 0 ~ 4 μmol/L。

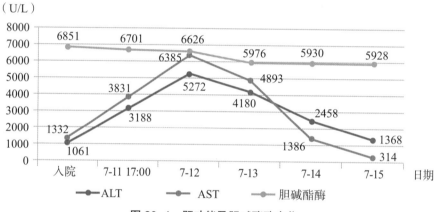

图 20-4　肝功能及胆碱酯酶变化

ALT：谷丙转氨酶，正常值范围 9 ~ 50 U/L；AST：谷草转氨酶，正常值范围 15 ~ 40 U/L；胆碱脂酶正常值范围 5300 ~ 11 300 U/L。

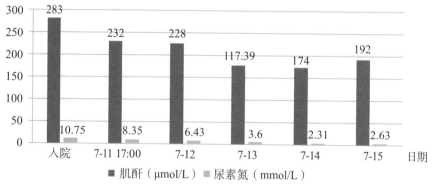

图 20-5　肌酐及尿素氮变化

肌酐，正常值范围 57 ~ 97 μmol/L；尿素氮，正常值范围 3.1 ~ 8.0 mmol/L。

四、讨论与分析

患者因热射病导致 MODS（中枢、肺部、肝脏、肾脏、胰腺；血液系统、循环系统、胃肠道、免疫系统），就诊时病情危重，在院期间虽给予全力治疗但治疗效果不佳，病情持续恶化，最终临床死亡。

1. 降低核心体温是影响患者预后的独立因素

根据 2019《热射病的规范化诊断与治疗专家共识》[1]，降温目标为 2 h 内将体温降低至 ≤ 38.5℃。该患者高体温时间过长可能是导致患者病情进展迅速、器官损害严重、全身炎症反应综合征（SIRS）较重，预后不佳的重要因素。

2. 严重急性呼吸窘迫综合征（ARDS）

该患者氧合指数 84 mmHg，呼吸机治疗并未从根本上改善患者肺部情况及氧合，最终患者经气管插管可见大量稀薄血性液体，符合 ARDS 改变，加重呼吸衰竭，导致患者死亡。

3. 急性肾损伤 + 毛细血管渗漏现象

全身肿胀，肺血管通透性指数（pulmonary vascular permeability index，PVPI）波动在 2.3 ~ 3.0，血管外肺水指数（extravascular lung wate，EVLWI）为 10ml/kg。患者肺部血管通透性较高，双侧胸腔积液。予提高胶体渗透压，同时 CRRT 有利于液体的重新分布，减轻肺水肿。患者 15 日出现低血压、高乳酸血症等组织灌注不良特点，给予积极补液（晶体 + 胶体）后患者液体负担增加，进一步加重了肺部渗出，导致患者死亡。

4. 免疫系统受损

细胞免疫及体液免疫均严重受损，其中细胞免疫入院时完善免疫监测为总 T 淋巴细胞 71.4，总 T 淋巴细胞 / 抑制性 T 细胞 25.7，总 T 淋巴细胞 / 总 B 淋巴细胞 43.6，总 B 淋巴细胞 / 抑制性 T 细胞 1.70。7 月 15 日复查可见总 T 淋巴细胞、总 B 淋巴细胞、抑制性 T 细胞均显著降低，且明显低于正常水平。相关研究也提示热射病后免疫细胞在 0 h，24 h 及 72 h 明显减少[2]，但更长时间的实验却无相关研究。并且该患者为支持生命予呼吸机辅助通气、CRRT、留置尿管，以上均增加患者感染及死亡风险。

5. 肝功能不全

肝功能不全使代谢及合成、解毒排泄功能障碍。患者肝功能合成障碍导致患者凝血因子和 ATIII 因子显著降低，患者出现 DIC，加重患者病情，增加死亡风险；同时肝功能不全导致的长期高乳酸及低血糖均提示肝功能损伤严重。

五、诊治体会与启示

（1）该患者为青年男性，既往体健，体能测试前出现感冒及腹泻症状。带病进行训练，显示出对热射病的认识及防范意识不够，应加大相关宣传，减少该类事件的发生。

（2）该患者在转运至 946 医院时仍存在高热，脏器损害持续加重，现场救治、转运过程包括接诊医院均应注意患者体温，核心体温的降低可明显减轻脏器的损害，可明显降低致残率及死亡率[3]。

（3）过多的转运，包括在路途中的人员变动，支持设备的减少及相关不可预测因素均不利于患者救治。

（4）加强热射病防治知识的宣传，减少带病进行高强度训练人数；加强平时的热习服训练。

参考文献

[1] 全军热射病防治专家组，全军重症医学专业委员会.中国热射病诊断与治疗专家共识 [J].解放军医学杂志，2019，44（3）：181-196.

[2] Hu J, Kang H, Liu C, et al. Response of regulatory T cells to classic heat stroke in mice [J]. Experimental and therapeutic medicine, 2018, 16（6）: 4609-4615.

[3] 王洪萍，陈玮，李淑萍，等.劳力型热射病的快速识别与降温治疗进展 [J].中华危重病急救医 学，2018，30（10）：1006-1010.

（葛凤、李楠、崔岩、高燕　北部战区总医院）

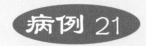

带病长跑致劳力型热射病、多器官功能衰竭、多部位出血而死亡

一、病例简介

患者，男，19 岁，列兵，军龄 1 年。训练当日气温 32℃、湿度 55%，训练项目为全副武装 5 公里体能训练，负重约 20 kg。体能训练后意识不清、抽搐 5 h 余，于 2015 年 5 月 28 日 13：10 收治重症医学科。

1. 主诉

体能训练后意识不清、抽搐 5 h 余。

2. 现病史

缘于入院前 5 h 进行体能训练，距终点 100 m 左右出现意识不清，伴抽搐、高热 40.0℃（腋温）、呼吸急促，卫生员予以补液、降温（冷水浸湿）等对症治疗，效果差，转送我院，于 10：50 到达我院急诊科，昏迷状，点头呼吸，偶有抽搐，测体温 40.9℃（腋温），血氧饱和度 70%，血压 70/30 mmHg，即予气管插管，接呼吸机辅助呼吸，快速补液扩容，并予去甲肾上腺素及多巴胺升压、物理降温、留置导尿管等处理，血压在升压药物维持下升至 90 ~ 100/50 ~ 56 mmHg，血氧饱和度在呼吸机支持下 99% ~ 100%。

3. 发病诱因

发病前 1 周有着凉感冒史，以肌肉酸痛及流鼻涕为主，病程约 3 天。

4. 辅助检查

1）实验室检查（11：10）

血常规：白细胞计数 5.64×10^9/L、红细胞计数 5.14×10^{12}/L、血红蛋白 153 g/L、血小板计数 161×10^9/L；凝血功能：凝血酶原时间 13.2 s、活化部分凝血活酶时间 23.6 s、纤维蛋白原含量 1.83 g/L、国际标准化比值 1.14；血生化功能：尿素氮 8.82 mmol/L、肌酐 140.5 μmol/L、尿酸 493 μmol/L、血糖 2.03 mmol/L、谷草转氨酶 42.3 U/L、

谷丙转氨酶 24.2 U/L、肌酸激酶 329.7 U/L、乳酸脱氢酶 389 IU/L、肌酸激酶同工酶 6.1 U/L、血乳酸 2.07 mmol/L，心肌肌钙蛋白 I 0.86 ng/ml、肌红蛋白 > 1200 ng/ml；电解质：总钙 2.28 mmol/L、钾 6.38 mmol/L、钠 139 mmol/L、氯 105.8 mmol/L；动脉血气分析：pH 7.478、氧分压 44.7 mmHg、二氧化碳分压 24.5 mmHg、碳酸氢根 17.90 mmol/L、碱剩余 –3.2 mmol/L。

2）影像学检查

颅脑未见明显异常；两肺多发条片状高密度影，考虑炎症（图 21-1）；肠腔内多发阶梯状气液平，考虑肠梗阻（图 21-2）。

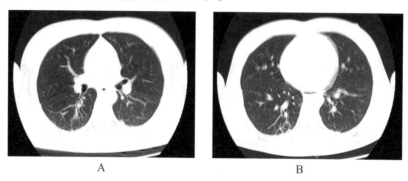

图 21–1 肺部 CT 提示双下肺炎症（A、B）

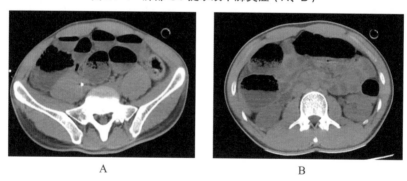

图 21–2 腹部 CT 提示肠腔内多发阶梯状气液平（A、B）

二、诊断

①劳力型热射病；②休克；③多器官功能衰竭（急性中枢神经功能衰竭、急性呼吸衰竭、急性循环功能衰竭、急性肾功能衰竭、急性肠功能衰竭）；④高钾血症；⑤低血糖。

三、诊疗过程

1. 现场救治

转移至阴凉处，敞开衣物、冷水浸湿、补液。

2. 转运后送

继续冰块降温，急送我院。

3. 首诊科室

于 10：50 到达我院急诊科，昏迷状，点头呼吸，偶有抽搐，测体温 40.9℃（腋温），血氧饱和度 70%，血压 70/30 mmHg，即予气管插管，接呼吸机辅助呼吸，快速补液扩容，并予去甲肾上腺素及多巴胺升压、物理降温、留置导尿等处理，血压在升压药物维持下升至 90 ~ 100/50 ~ 56 mmHg，血氧饱和度在呼吸机支持下 99% ~ 100%。

4. 院内救治

入重症医学科查体：体温 39.0℃，心率 136 次 / 分，血压 88/54 mmHg［去甲肾上腺素 1.0 μg/（kg·min）］，呼吸 35 次 / 分（简易呼吸机维持），血氧饱和度 98%。昏迷，双侧瞳孔正大等圆，直径约 3 mm，对光反射迟钝。颈软，无抵抗；双肺呼吸音粗，未闻及干湿啰音。心率 136 次 / 分，律齐，各瓣膜听诊区未闻及病理性杂音。腹平，腹肌稍紧张，肠鸣音弱，0 ~ 1 次 / 分。四肢肌张力稍增高，间断四肢肌肉抽搐。病理反射未引出。大便失禁，解恶臭水样便；无尿。输液穿刺点见渗血。入科后（13：21）复查血气：pH 7.366、氧分压 133.0 mmHg、二氧化碳分压 23.0 mmHg、碳酸氢根 16.5 mmol/L、乳酸 5.29 mmol/L、碱剩余 –10.2 mmol/L。复查（16：30）心肌酶谱五项（图 21-3）：谷丙转氨酶 91.8 U/L、谷草转氨酶 347.5 U/L、肌酸激酶 4277.0 U/L、乳酸脱氢酶 2504.8 IU/L、肌酸激酶同工酶 31.2 U/L；肌钙蛋白 I 10.02 ng/ml、肌红蛋白＞ 1200.0 ng/ml；凝血功能（图 21-4）：凝血酶原时间、凝血酶时间、活化部分凝血活酶时间、纤维蛋白原含量、国际标准化比值不凝、D– 二聚体 2.67 μg/L、鱼精蛋白副凝固试验阳性；胰淀粉酶 437 IU/L、血脂肪酶 1474 U/L。立即给予如下处理措施：①持续冰毯降温；②有创呼吸机辅助呼吸，维持氧合；③补液、扩容，持续血管活性药物，维持血流动力学稳定；④床旁血液净化治疗替代肝、肾功能，维持内环境稳定（血液透析滤过＋血浆置换）；⑤补充血制品及凝血因子（悬浮红细胞、新鲜冰冻血浆、冷沉淀凝血因子及单采血小板、纤维蛋白原、人凝血酶原复合物、重组人凝血因子 Ⅶa 等），纠正凝血功能，小剂量低分子肝素抗凝；⑥广谱抗生素抗感染等治疗。患者病情持续恶化，意识无明显改善，

血小板最低降至 4×10^9/L，谷丙转氨酶最高达 4829 U/L、谷草转氨酶最高达 4645 U/L、肌酸激酶最高达 112 344 U/L，全身多处出血，大剂量血管活性药物也难以维持血压，患者 7 天后终因全身多部位出血、循环衰竭伴多器官功能衰竭，救治无效死亡。

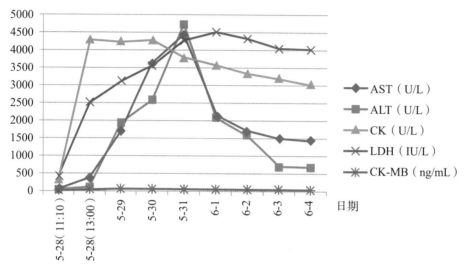

图 21-3　心肌损伤生物学标志物变化趋势

AST：谷草转氨酶，正常值范围（0 ～ 42 U/L）；ALT：谷丙转氨酶，正常值范围（0 ～ 37 U/L）；CK：肌酸激酶，正常值范围（24 ～ 195 U/L）；LDH：乳酸脱氢酶，正常值范围（40 ～ 250 IU/L）；CK-MB：肌酸激酶同工酶，正常值范围（0 ～ 25 ng/ml）

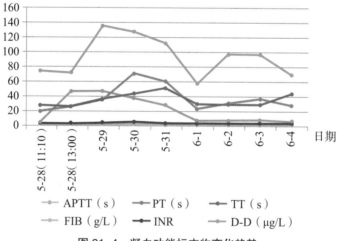

图 21-4　凝血功能标志物变化趋势

D- 二聚体，正常值范围（0 ～ 0.5 μg/L）；INR：国际标准化比值，正常值范围（0.80 ～ 1.2）；FIB：纤维蛋白原含量，正常值范围（2.0 ～ 4.4 g/L）；APTT：活化部分凝血酶时间，正常值范围（18 ～ 42 s）；TT：凝血酶时间，正常值范围（12 ～ 18 s）；PT：凝血酶原时间，正常值范围（8.8 ～ 12.8 s）

四、讨论与分析

中暑是在高温环境下，机体由于产热失调，体温中枢调节功能障碍，汗腺功能衰竭，电解质紊乱所导致的一系列综合征。根据其临床表现可以分为热痉挛、热衰竭和热射病。热射病是其中最严重的一种，分为经典型热射病（CHS）和劳力型热射病（EHS），常累及多个器官和系统，结合当时的气温、湿度与所处工作生活环境，诊断热射病并不困难[1]。重症中暑的病死率很高，即使得到及时的治疗病死率亦高达 30% ~ 80%[2]。高温是中暑的先决条件，体温升高的程度及持续时间与病死率直接相关。青壮年多为 EHS，发病快、急，病情发展迅速，病死率高。原因可能是青壮年机体调节功能较好而不易中暑或起病隐匿，但一旦失代偿发病，其病情更凶险，更无法逆转。其机制可能与高温下强力性运动更易引发横纹肌溶解综合征，导致急性肾衰竭和多器官功能损伤，较早发生 DIC 有关。中暑患者大量体液丢失致低血容量性休克，若不及时纠正可引起全身各脏器的缺血、缺氧，致血管内皮损伤和各脏器功能障碍，一旦启动内源性和外源性凝血机制，微血栓广泛形成，导致 DIC 和血流动力学障碍，受累器官缺血缺氧加重，可出现组织坏死，导致器官衰竭。特别是 EHS 患者易合并 DIC，往往发病急，多在数小时内发生，出血症状明显而广泛[3]。

该患者为青壮年男性，平素体质优秀，因体能训练出现突发意识障碍，伴有高热。发病后出现全身皮肤黏膜和消化道出血、肝肾功能障碍、横纹肌溶解综合征和 DIC 等典型 EHS 的发病变化和规律，诊断 EHS 并多器官功能障碍明确。

问题 1：早期降温的时间和要求？

早期降温是救治热射病第一要素，快速降低体温能有效阻止由热痉挛和热衰竭进展至 EHS，也能最大限度地减少高热引起的器官损伤[4]。EHS 患者如果能在发病 10 min 内做到快速降温和恰当处理，完全可避免死亡[5]。该患者发病后 3 h 送到我院急诊，体温 40.9℃，在急诊抢救约 2 h 后，入 ICU 时体温仍有 39℃。在转送我院及我院急诊抢救时，单纯冷水浸湿，冰袋降温，降温不及时，效果差，延误了热射病的救治，是该患者死亡的主要原因。

问题 2：热射病期间抗休克的液体复苏量及液体选择？

液体复苏是热射病治疗的重要措施。热射病患者严重脱水和丢失大量电解质，早期即可出现严重的休克，充分的液体补充能快速恢复有效血流灌注，改善组织缺氧状况，纠正休克，同时也能加快降温。本例患者现场输液有所欠缺（急诊3 h，输液量约 2000 ml，入重症医学科第 1 个 24 小时，入量 11 166 ml（其中输液量10 666 ml，鼻饲量 500 ml），出量 5290 ml（其中尿量 1020 ml，稀便 3020 ml，胃液引流 1250 ml），入院时已出现明显血流动力学不稳定，休克存在时间较长，加大了后期治疗的难度。

问题 3：DIC 期间的抗凝时间和方案是什么？

EHS 的"头号杀手"是过高热引起的直接损伤，"第二号杀手"是严重的凝血功能障碍和 DIC。研究发现，EHS 患者凝血系统损害在所有系统损害中出现最早，且一旦出现凝血系统激活而进展为 DIC 时，病死率可进一步升高至 85%。血管内皮热损伤被认为是启动凝血过程的主要机制[6]。另外，体外热暴露（43 ~ 44℃）也能激活血小板过度聚集，这一过程不可逆且在降温之后仍在持续，因此，凝血异常在降温后的前几天可能会继续恶化，并导致严重的出血。凝血功能障碍和 DIC 发生早、进展快，是 EHS 临床救治中的难点，患者常因广泛而严重的出血而死亡[5]。该患者入科后虽在第一时间输注新鲜冰冻血浆、血小板，冷沉淀及纤维蛋白原等凝血因子，但仍持续存在消化道及口鼻腔黏膜持续出血。热射病时凝血功能障碍的发生机制复杂，多种因素相互作用，导致机体止凝血功能失衡、血管内广泛微血栓形成，加重了组织缺血缺氧，最终患者出现多器官功能障碍甚至死亡。

五、诊治体会与启示

（1）EHS 多见于健康年轻人，中枢神经系统功能障碍是热射病的主要特征，早期即可出现严重损害，对其认识不足容易导致反复查体、检查而延误救治时机。

（2）热射病患者液体大量丢失及液体的异常分布可引起有效循环血量不足，全身各脏器的缺血、缺氧，致血管内皮损伤和各脏器功能障碍，一旦启动内源性和外源性凝血机制，微血栓广泛形成，导致 DIC 和血流动力学障碍，受累器官缺血缺氧加重，导致器官衰竭。

（3）热射病发生后血液各项指标（血常规尤其是血小板、肝功能、肾功能、凝血功能）变化非常快，需及时复查调整治疗方案。

（4）热射病患者的循环障碍主要表现在血容量不足和心脏功能障碍。既要充分液体复苏，又要避免液体负荷过重。

（5）体温控制的重要性，早期快速有效降温是救治热射病的第一要素。

参考文献

［1］全军热射病防治专家组，全军重症医学专业委员会 . 中国热射病诊断与治疗专家共识［J］. 解放军医学杂志，2019，44（3）：9-24.
［2］汪连珍，黄义久 . 热射病 32 例临床分析［J］. 内科急危重症杂志，2005，11（3）：

143-143.

[3] 宋青，王秀英，周飞虎，等.越野训练致热射病并发多器官功能不全救治分析[J].
解放军医学杂志，2007，32（3）：265-267.

[4] Casa D J, Armstrong L E, Kenny G P, et al. Exertional Heat Stroke：New Concepts
Regarding Cause and Care [J]. Curr Sports Med Rep, 2012, 11（3）：115-123.

[5] 宋青，刘树元.劳力型热射病致死性误区分析[J].东南国防医药，2018，20（5）：
449-453.

[6] Laurent A. Short- and long-term outcomes of heatstroke following the 2003 heat wave in
Lyon, France [J]. Archives of Internal Medicine, 2007, 167（20）：2177-2183.

（刘强、谢婷、姚奇、窦燕　联勤保障部队第九〇九医院）

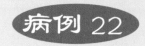

全副武装战术训练致劳力型热射病、
多器官功能衰竭、多部位出血而死亡

一、病例简介

患者，男，士官，22岁，军龄3年。2021年9月11日15：00许开始全副武装行战术训练（负重10～15千克），训练场地为野外陌生地域（远离营区），训练环境为山地、爬坡路段，训练距离800～1000米，以步行为主、速度不快；训练当日气温38℃、相对湿度88%。训练后被发现意识障碍6 h余，于2021年9月11日23：26收治重症医学科。

1.主诉

训练后被发现意识障碍6 h余。

2.现病史

2021年9月11日15：00许参加全副武装战术训练，具体结束时间不详，训练后患者饮水有呛咳，无呕吐，无头晕、头痛，无胸闷、气喘、乏力，无意识不清、抽搐等异常。16：30—16：40独自离队寻包，约10 min后被发现未归队，18：15在半山腰一凹地处找到，身处灌木丛中，半卧位，呼之不应，周围无呕吐物、无抽搐。现场未监测生命体征，手感发热，立即予除去衣物、冰袋物理降温处理。18：30送至当地乡镇卫生院（佛昙卫生院），查体：神志昏迷，腋温40.5℃，心率130～140次／分，血压110/60～70 mmHg，血糖3.9 mmol/L，予快速输注"平衡液500 ml、甘露醇125 ml"脱水处理，病情无好转。19：50—20：00转至漳浦县医院急诊科，查体：腋温40.2℃、血压89/57 mmHg、心率134次／分、呼吸28次／分、血氧饱和度95%、血糖5.6 mmol/L。神志昏迷，结膜充血，瞳孔针尖样改变、对光反射迟钝。县医院予快速静脉输注复方氯化钠注射液500 ml、生理盐水610 ml、碳酸氢钠125 ml、甲泼尼龙80 mg，赖氨匹林0.9 g肌肉注射药物降温及地西泮（安定）10 mg镇静，并持续降温、查头胸部CT、抽血检验等。22：20到达我院急诊，查体：

腋温 36.9℃、血压 117/74 mmHg（无创）、心率 120 次/分、呼吸 40 次/分、血氧饱和度 90%、血糖测不出，神志昏迷，立即予气管插管、留置深静脉置管，并快速补液扩容、纠酸、纠正低血糖、镇静等处理，急诊共输液 3300 ml（胶体 600 ml、晶体 2700 ml，分别为碳酸氢钠 12.5 g、糖 75 g、钠钾镁钙 500 ml、平衡液 1000 ml；人血白蛋白 20 g、聚明胶肽 500 ml）；抑酸、镇静、抗破伤风。

3. 发病诱因

该单位未行常规热习服训练，但每日有常规体能训练及篮球活动。训练前无感冒、腹泻等不适，近期无饮酒及服药史。最近睡眠欠佳，但无熬夜。

4. 辅助检查

1）实验室检验值

2021 年 09 月 11 日漳浦县医院血常规：白细胞计数 11.27×10^9/L、中性粒细胞百分比 48.2%、红细胞计数 6.80×10^{12}/L、血红蛋白 218 g/L、血细胞比容 0.66、血小板计数 99×10^9/L；血气分析：pH 7.302、二氧化碳分压 24.1 mmHg、氧分压 140.0 mmHg、碳酸氢根 11.6 mmol/L、乳酸 5.8 mmol/L；B 型钠尿肽 < 50 pg/ml，肌酸激酶同工酶 > 80 ng/ml，肌钙蛋白 8.45 ng/ml；肌红蛋白 > 600 ng/ml。

我院急诊血常规（22：37）：白细胞计数 16.36×10^9/L、红细胞计数 6.81×10^{12}/L、血红蛋白 212 g/L、血细胞比容 0.61、血小板计数 53×10^9/L；肌红蛋白 1200.0 ng/ml、肌钙蛋白 I > 50 ng/ml，凝血功能：凝血酶原时间 > 120 s、凝血酶时间 > 240 s、活化部分凝血活酶时间 > 180 s、纤维蛋白原含量 < 0.6 g/L、国际标准化比值 0.00、D- 二聚体 > 20.0 g/ml；血栓弹力图：R 值 79.9 min；血生化：尿素氮 10.18 mmol/L、肌酐 288.6 μmol/L、尿酸 1048.8 μmol/L、血糖 0.36 mmol/L、总胆红素 24.32 μmol/L、直接胆红素 13.52 μmol/L、谷丙转氨酶 306.0 U/L、谷草转氨酶 1117.0 U/L、碱性磷酸酶 142.7 IU/L、肌酸激酶 1956.5 U/L、乳酸脱氢酶 2421.5 IU/L、肌酸激酶同工酶 841.2 U/L；电解质：氯 110.2 mmol/L、磷 0.63 mmol/L。血气分析：pH 7.302、氧分压 171.89 mmHg、二氧化碳分压 22.119 mmHg、碳酸氢根 10.7 mmol/L、碱剩余 13.4、血乳酸 5.079 mmol/L。血气分析（23：13）：pH 7.4668、氧分压 178.89 mmHg、二氧化碳分压 33.117 mmHg、碳酸氢根 23.4 mmol/L、碱剩余 0.42、血乳酸 10.03 mmol/L、血糖 14.95 mmol/L。

2）影像学检查

2021 年 09 月 11 日漳浦县医院 CT：脑血管多发高密度增高；右肺下叶见条索状、小片状高密度影（图 22-1）。

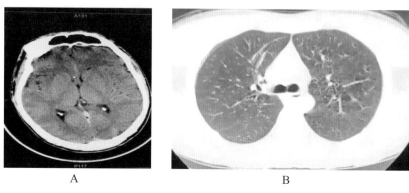

图 22-1　漳浦县医院 CT（A、B）

A. 头颅 CT；B. 肺 CT

2021 年 09 月 11 日漳浦县医院心电图：窦性心动过速、极度顺钟向转位、电轴右偏、部分 ST 段改变（图 22-2）。

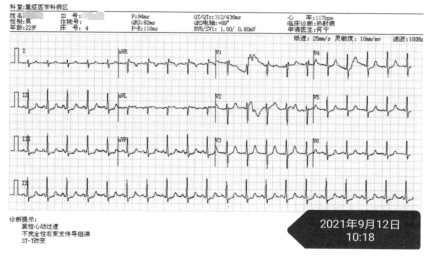

图 22-2　心电图

二、诊断

①劳力型热射病；②多器官功能衰竭（中枢神经、心、肺、肝、肾、凝血、消化道）；③休克（低血容量性、心源性、分布性）；④消化道出血；⑤横纹肌溶解综合征；⑥低血糖；⑦右侧眉弓裂伤。

三、诊疗过程

1. 现场救治

现场未监测生命体征，手感发热，随行战友立即予除去衣物、冰袋物理降温处理。

2. 转诊后送

18：30 救护车（空调故障）转运至当地乡镇卫生院（佛昙卫生院）。

3. 首诊医院（佛昙卫生院）

查体：神志昏迷，测腋温 40.5℃，心率 130 ~ 140 次 / 分，血压 110/60 ~ 70 mmHg，血糖 3.9 mmol/L，予快速输注"平衡液 500 ml、甘露醇 125 ml"处理，病情无好转。19：50—20：00 转至漳浦县医院急诊科，测腋温 40.2℃、血压 89/57 mmHg、心率 134 次 / 分、呼吸 28 次 / 分、血氧饱和度 95%、血糖 5.6 mmol/L。神志昏迷，结膜充血，瞳孔针尖样改变、对光反射迟钝。县医院予以快速静脉输注"复方氯化钠注射液 500 ml、生理盐水 610 ml、碳酸氢钠 125 ml、甲泼尼龙 80 mg"，"赖氨匹林 0.9 g 肌注药物降温及地西泮（安定）10 mg 镇静"，并持续降温、查头胸部 CT、抽血检验等处理。

4. 院内救治（我院急诊科）

患者 22：20 至联勤保障部队第九〇九医院急诊科，查体：神志昏迷、格拉斯哥昏迷评分 4 分，腋温 36.9℃、脉搏 120 次 / 分、呼吸 40 次 / 分、血压 117/74 mmHg、血氧饱和度 90%，双结膜充血，双瞳孔等大等圆，直径约 2 mm，对光反射迟钝，两肺呼吸音粗，未闻及干湿啰音，心率 120 次 / 分，律齐，腹平软，肠鸣音弱，0 ~ 1 次 / 分，颈软，病理征未引出。解恶臭血性稀便一次量约 800 ml。急诊血气分析：代谢性酸中毒、血糖极低测不出、乳酸高，立即予气管插管、深静脉置管，扩容补液、纠酸、纠正低血糖、镇静。

5. 院内救治（我院 ICU）

23：26 入我院重症医学科，查体：腋温 37.7℃（肛温 35.5℃，当时持续排出大量恶臭血便）（图 22-3）、心率 126 次 / 分，桡动脉有创血压 78/56 mmHg［去甲肾上腺素 0.51 μg/（kg·min）］，呼吸 45 次 / 分，血氧饱和度 100%（简易呼吸机辅助）。入科后急诊血液检查回报：血栓弹力图、凝血功能极差，均不凝，肌红蛋白 > 1200 ng/ml、肌钙蛋白 I > 50000 ng/ml；血生化：尿素氮 10.18 mmol/L、肌酐 288.6 μmol/L、血糖 0.36 mmol/L、谷丙转氨酶 306 U/L、谷草转氨酶 1117 U/L、肌酸激酶 1956.5 U/L、乳酸脱氢酶 2421.5 IU/L、肌酸激酶同工酶 841.2 U/L；复查血常规示：血红蛋白 95 g/L、血小板 33×10^9/L。入科后患者持续昏迷，鼻腔、口腔、消化道、各穿刺点不同程度出血、渗血（图 22-4），皮下瘀点、瘀斑、全身水肿逐渐加重（图 22-5）。体温逐渐下降（次日晨 6：00 肛温 35℃），末梢冰凉。予亚低温脑保护、呼吸机辅助呼吸、连续性肾脏替代疗法（CRRT）、补液、纠正低血糖、输注成分血、血浆置换、清除氧自由基、稳定血管内皮细胞、抗感染、保肝护胃、抗生素灌肠、缓慢复温；血管活性药物剂量逐渐加大，并行床边胃肠镜检查及止血、万古霉素灌洗等处理（图22-6）。患者血红蛋白最低由 37 g/L 上升至 133 g/L，血小板最低 14×10^9/L 升至 100×10^9/L，凝血功能较前明显好转，第一次血浆置换后血

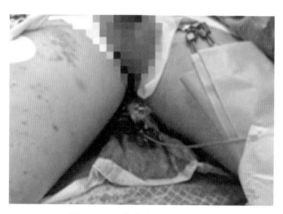

图 22-3　排出大量恶臭黑便

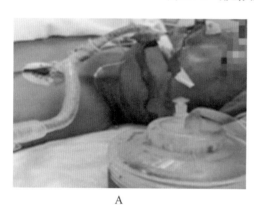

A

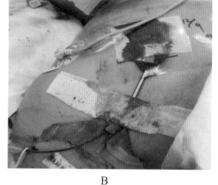

B

图 22-4　全身多个部位出血（A、B）

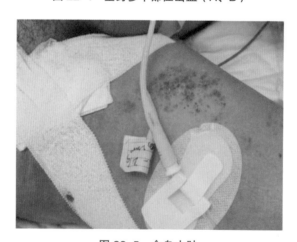

图 22-5　全身水肿

凝功能：凝血酶原时间 23.2 s、凝血酶时间 19.9 s、活化部分凝血活酶时间 106.9 s、纤维蛋白原含量 1.85 g/L、国际标准化比值 2.11（图 22-7），但肝功能、肾功能、横纹肌溶解综合征持续恶化，谷丙转氨酶、谷草转氨酶持续升高，最高分别达 6982.2 U/L、12071.2 U/L，肌酸激酶最高达 95 144.6 U/L，$D-$ 二聚体持续 > 20 μg/ml，血压在大剂量血管活性药物［去甲肾上腺素 3.08 μg/（kg·min）、多巴酚丁胺 20.51 μg/（kg·min）、间羟胺 16.41 μg/（kg·min）、垂体后叶素 0.05 U/min］维持下仍不稳定降至 68/40 mmHg，心率进行性下降最低至 70 次 / 分，于 2021 年 9 月 12 日 22：50 行体外膜肺氧合（图 22-8），顺利上机后 10 分钟，血压、心率较前好转，血压上升至 115/83 mmHg，心率逐渐上升至 150 次 / 分，予体外膜肺氧合联合 CRRT、血浆置换（图 22-9），调整 CRRT 超滤量，复查动脉血乳酸由高到测不出到最低降至 17 mmol/L（图 22-10），但患者瞳孔逐渐增大，至 9 月 13 日 5：00 双侧瞳孔散大，直径 5.5 mm，对光反射消失，床边脑电图示全脑广泛性低波幅运动，电压均低于 4 μV，脑血流监测提示：颅内受检动脉阻力增高，血流速度减慢。9 月 13 日 21 时心音减弱，心率下降至 90 次 / 分，复查心脏射血分数下降至 36%，加用肾上腺素强心，心率上升至 135 次 / 分，心音增强。于 9 月 14 日下午 17 点再次出现心率不稳定，且在持续 CRRT 情况下，血钾仍持续升高，全身水肿明显，立即置入临时起搏器起搏，并加大 CRRT 血流及置换速度，心率上升至 125 次 / 分，血压波动在 30 ~ 51/12 ~ 23 mmHg（图 22-11），血乳酸高到测不出。于 2021 年 9 月 15 日 12：07 心率为 0，反复胸外心脏按压半小时，心率未恢复，于 2021 年 9 月 15 日 12：37 宣布死亡。

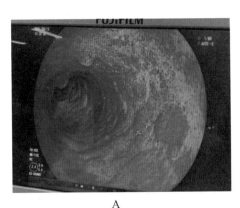 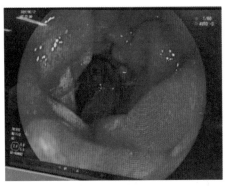

图 22-6　床旁胃肠镜检查、止血、药物灌洗（A、B）

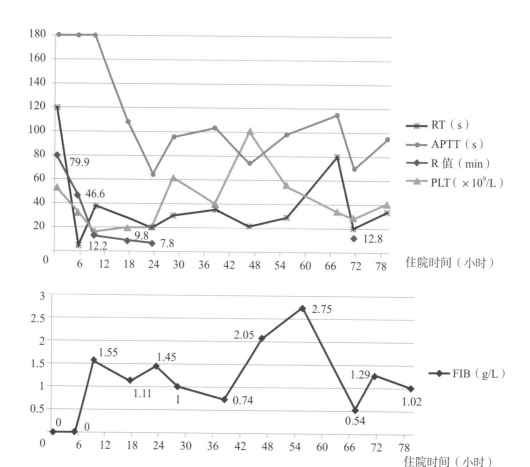

图 22-7　凝血指标的动态变化

凝血酶原时间正常值范围 8.8 ～ 12.8 s；活化部分凝血活酶时间正常值范围 28 ～ 42 s；血小板正常值范围（100 ～ 300）×10^9/L；纤维蛋白原正常值范围 2.0 ～ 44 g/L。

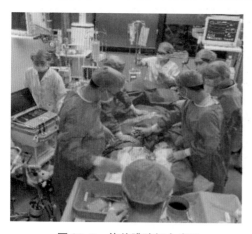

图 22-8　体外膜肺氧合应用

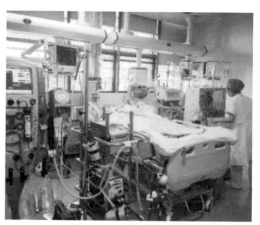

图 22-9　血浆置换

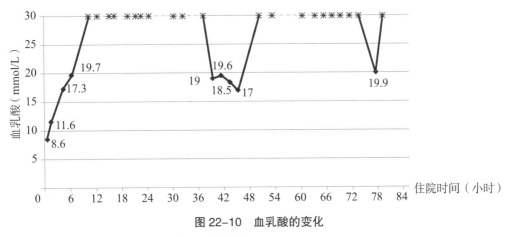

图 22-10　血乳酸的变化

血乳酸正常值范围 0.4 ~ 1.8 mmol/L。

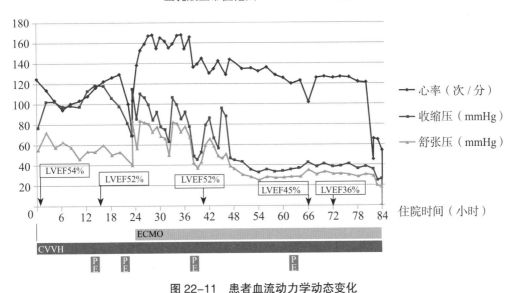

图 22-11　患者血流动力学动态变化

LVEF：左室射血分数，正常值为 50% ~ 70%

四、讨论与分析

问题 1：DIC 抗凝时机，特别是已经在外院行股动脉穿刺的患者，是否可以在补充凝血因子后抗凝？

热射病最具破坏性的后果之一为凝血功能紊乱和 DIC 的形成[1]。热射病是通过组织因子或依赖凝血因子 VIIa 启动了凝血途径[2]。因此，对于热射病应尽早识别潜在的 DIC，纠正凝血功能紊乱，减少重要器官的损害，提高诊断率，降低病死率，早抗凝在热射病的治疗中至关重要。随着对 DIC 与热射病关系研究的不断深入，学者发现，早期发现 DIC、干预 DIC 的病理过程与改善热射病的预后密切相关[3]。如何鉴别高凝和低凝状态，结合凝血四项、D- 二聚体，以及血栓弹力图为检测凝血的纤溶状态提供了客观指标。综上所述，该患者连续检测血栓弹力图提示不断输注凝血因子有明显的效果。Ganter 等[4]使用临床凝血监测及凝血和血小板功能分析仪（Sonoclot 分析仪）分析 DIC 患者体内凝血指标的变化，并诠释了 Sonoclot 分析仪具有以下功能：①鉴别高凝和低凝状态；②监测血小板功能；③区分原发性纤溶亢进和继发性纤溶亢进的病理状态，其准确率高于常规凝血检验。对于热射病患者实施早期抗凝治疗，疗效肯定，安全性高[5]。应用新一代的血栓弹力图（TEG-6s）在 DIC 患者凝血过程的机制分析中，可以清楚了解细胞及血浆成分之间相互作用的影响，在检测血块形成、纤维蛋白溶解方面起到了积极作用，同时也能及时监测机体的凝血动态过程[6]。

问题 2：体外膜肺氧合的使用时机？

该患者在大剂量血管活性药物维持及大量补液的情况下，循环仍不稳定，故在多个专家探讨下行体外膜肺氧合，术后血压好转但维持时间不长，再次出现血压降低，在忽略血压的情况下超滤后出现瞳孔散大，脑缺血缺氧，最后死亡。一开始因凝血功能非常差，且经液体复苏和氢化可的松治疗后，血压一度相对稳定，加之心脏彩超评估左室收缩功能尚可，这些因素均使我们犹豫不决，最终决定延长观察时间窗。在既往研究中显示，体外膜肺氧合在各种原因的心搏骤停或心源性休克、急性右心衰竭、顽固性室性心律失常情况下使用有较充分的证据[7-8]，我国的成人体外膜肺氧合临床应用专家共识也做了明确推荐[9]，但并未对非心源性的循环衰竭和（或）合并呼吸功能衰竭的患者是否应用体外膜肺氧合做出明确结论性建议。针对体外膜肺氧合用于脓毒症顽固性休克情况，Park 等[10]评估了 32 例因脓毒症休克接受体外膜肺氧合治疗的成年患者，并得出结论，在合并心肌损伤患者中使用体外膜肺氧合治疗与较低的住院死亡率相关，其正如 Brechot 等[11]的研究证据显示，对脓毒性休克合并左室射血分数更低者或有更高的肌钙蛋白 I（troponin I，TnI，其峰值 > 15 ng/ml）者使用体外膜肺氧合治疗能获得更高的生存率。JACC 专家共识也对脓毒性心肌病使用体外膜肺氧合治疗做出了相应推荐[12]。

问题 3：乌司他丁在毛细血管渗漏综合征中的治疗剂量如何？

该患者入科后持续补液，入科 7 h 输入 16 664 ml，其中包括大量胶体，但患者血压难以稳定，全身毛细血管渗漏明显，除使用激素外，我们还使用了超剂量的乌司他丁。乌司他丁的药理作用为清除体内产生的超氧化物，抑制多种酶及炎症介质过度释放，保护脏器功能，减轻脏器损伤；乌司他丁在治疗热射病相关 DIC 时，可以缩短重症监护病房的住院时间，降低患者病死率，其对热射病的治疗具有重要意义[13]。有研究证明，对于严重的热射病合并器官功能衰竭患者连续血液净化联合乌司他丁的治疗能够显著改善高热症状，加速患者的意识恢复[14]。

五、诊治体会与启示

（1）该患者在当地卫生院及县医院均行股动脉穿刺，以至于入院后行早期抗凝治疗时已出现双侧穿刺点出血，再加上大量补液稀释，导致血红蛋白迅速降低，加重毛细血管渗漏等并发症，为患者的治疗带来更大的困难。在我院救治热射病的流程里，从接诊到入院治疗，严禁股动脉穿刺行血气治疗，但在院前，特别是经过地方医院治疗时，可能会出现这种情况，故以后可以在宣教中加强卫生员宣教，转运重症患者至地方救治单位，应禁止股动脉穿刺。

（2）经查阅文献，运用体外膜肺氧合治疗热射病患者为数不多，体外膜肺氧合在重度心源性休克患者治疗上已经取得良好的效果，但对于心脏射血分数正常的混合性休克患者的治疗，目前仍然无相关文献报道。本例患者采取血浆置换后立即上机，避免了穿刺大出血的风险，成功上机是经验，但是在上机后没有实行动态、精密的有创血流学监测，以至于难以监测到上机后对血流动力学的优势改变以及是否对心脏有负面影响，这是治疗过程中的不足，以后须加强改进。

（3）及时充分的血浆置换是该患者凝血功能好转的重要治疗措施，血栓弹力图可以作为凝血功能纠正的检验指标，可以在以后重症热射病治疗中尽早开展血浆置换和监测血栓弹力图。

（4）对于乌司他丁超剂量地使用来治疗毛细血管渗漏，我们无检验指标来评判，有望以后再进行相关的经验总结。

参考文献

[1] Bruchim Y, Segev G, Kelmer E, et al.Hospitalized dogs recovery from naturally occurring heatstroke：Does serum heat shock protein 72 can provide prognostic biomarker? [J].Cell Stress Chaperones, 2016, 21（1）：123-130.

[2] Bouchama A, Al-Mohanna F, Assad L, et al.Tissue factor/factor VIIa pathway mediates coagulation activation in induced-heat stroke in the baboon [J].Crit Care Med, 2012, 40（4）：1229-1236.

[3] 王全顺，周飞虎，潘亮，等.劳力型热射病并发弥散性血管内凝血的治疗[J].临床血液学杂志，2012，25（2）：153-156.

［4］Ganter MT, Hofer CK.Coagulation monitoring：Current techniques and clinical use of viscoelastic point-of-care coagulation devices［J］.Anesth Analg, 2008, 106（5）：1366-1375.

［5］李玉堂，郭春文，刘辉，等.低分子肝素钠与普通肝素钠治疗劳力型热射病非显性弥散性血管内凝血的比较研究［J］.中华危重病急救医学，2015，27（8）：649-652.

［6］徐银霞，马丽琼.血栓弹力图的临床应用及研究进展［J］.云南医药，2018，39（1）：72-73.

［7］Mandawat A, Rao SV. Percutaneous mechanical circulatory support devices in cardiogenic shock［J］. Circ Cardiovasc Interv, 2017, 10（5）：e004337.

［8］Karagiannidis C, Brodie D, Strassmann S, et al.Extracorporeal membrane oxygenation：evolving epidemiology and mortality［J］. Intensive Care Med, 2016, 42（5）：889-896.

［9］中国心胸血管麻醉学会，中华医学会麻醉学分会，中国医师协会麻醉学医师分会，等.不同情况下成人体外膜肺氧合临床应用专家共识（2020版）［J］.中国循环杂志，2020，35（269）：1052-1063.

［10］Park TK，Yang JH，Jeon K，et al. Extracorporeal membrane oxygenation for refractory septic shock in adults［J］. Eur J Cardiothorac Surg，2015，47（2）：e68–e74.

［11］Brechot N, Luyt CE, Schmidt M, et al. Venoarterial extracorporeal membrane oxygenation support for refractory cardiovascular dysfunction during severe bacterial septic shock［J］. Crit Care Med，2013，41（4）：1616-1626.

［12］Guglin M, Zucker MJ, Bazan VM, et al. Venoarterial ECMO for adults：JACC scientific expert panel［J］. J Am Coll Cardiol, 2019, 73（6）：698-716.

［13］卢纪杰，王春亭.乌司他丁治疗热射病的疗效［J］.中国处方药，2016，14（5）：70-71.

［14］季焱，翟金键，万朝琪.连续性血液净化联合乌司他丁治疗热射病的疗效分析［J］.中国继续医学教育，2017，9（23）：152-153.

（窦燕　联勤保障部队第九〇九医院）

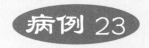

体能训练致劳力型热射病、多器官功能衰竭、多部位出血而死亡

一、病例简介

患者，男，20 岁，战士，军龄 1 年。训练当日气温 36℃、湿度 62%，训练项目为 5 公里战斗体能训练，负重约 10 公斤。体能训练后发热、意识不清 5 h，于 2016 年 8 月 22 日 21:24 收治重症医学科。

1. 主诉

体能训练后发热、意识不清 5 h。

2. 现病史

2016 年 8 月 22 日 17:00，患者于室外高温环境体能训练时出现大汗淋漓，继之呼吸急促、烦躁不安、呼之不应，卫生所测体温 38.5℃（腋温），予冰块降温、输注盐水 500 ml 等处理后，急送我院，急诊测血压 74/35 mmHg，心率 140 次 / 分，体温 41.5℃（腋温），予建立深静脉置管后快速补液、气管插管、呼吸机辅助通气等处理，以"热射病"收入我科。

3. 发病诱因

此次训练前抽调机关从事文案工作 3 个月。

4. 入科查体

体温 38.5℃（腋温），脉搏 120 次 / 分，呼吸 22 次 / 分，气管插管、辅助呼吸（呼吸气囊），血压 110/60 mmHg［多巴胺 12 μg/（kg·min）］，经口气管插管，辅助人工呼吸。神志昏迷，双侧瞳孔直径约 3 mm，对光反射迟钝，颈软，心肺腹体检无特殊异常。大便失禁，大量恶臭水样便，无尿。左侧股动脉血气穿刺点渗血明显，左下肢肿胀，皮肤可见瘀斑，腱反射消失，病理反射未引出。

5. 辅助检查

1）实验室检验值

2016 年 8 月 22 日 21：01，血常规：白细胞计数 15.95×10^9/L、红细胞计数 4.56×10^{12}/L、血红蛋白 143 g/L、中性粒细胞百分比 69.2%、血小板计数 151×10^9/L；凝血功能：凝血酶原时间 18.0 s、凝血酶时间 17.4 s、活化部分凝血活酶时间 48.6 s、纤维蛋白原含量 2.39 g/L、国际标准化比值 1.52；血生化：尿素 3.49 mmol/L、肌酐 186.2 μmol/L、谷草转氨酶 58.9 U/L、谷丙转氨酶 24.5 U/L、肌酸激酶 592.8 U/L；动脉血气分析：pH 7.385、氧分压 66.8 mmHg、二氧化碳分压 29.3 mmHg、碳酸氢根 17.10 mmol/L、碱剩余 6.1 mmol/L。

2）影像学检查

2016 年 8 月 22 日 CT：颅脑 CT 平扫未见明显异常，两肺炎性改变，肠腔扩张积气（图 23-1、图 23-2）。

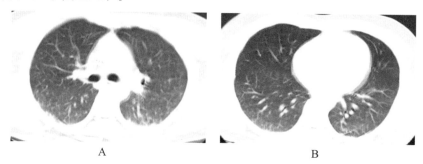

图 23-1　入院胸部 CT 提示双肺坠积性改变（A、B）

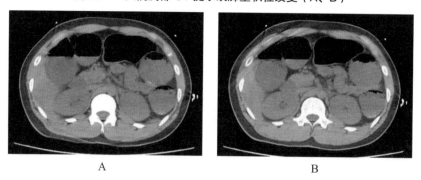

图 23-2　入院腹部 CT 提示肠腔胀气（A、B）

二、诊断

①劳力型热射病；②休克；③多器官功能衰竭（急性中枢神经功能衰竭、急性呼吸衰竭、急性循环功能衰竭、急性肾功能衰竭）。

三、诊疗过程

1. 现场救治

转移至阴凉处，敞开衣物、扇风降温。

2. 转运后送

卫生所测体温 38.5℃（腋温），予冰块降温、输注生理盐水 500 ml 等处理，急送我院。

3. 首诊科室

急诊科：测血压 74/35 mmHg，心率 140 次/分，体温 41.5℃（腋温），予建立深静脉置管后快速补液、气管插管、呼吸机辅助通气等处理。

4. 院内救治

入科后（21：58）复查血常规：白细胞计数 21.39×10^9/L、中性粒细胞百分比 58.2%，红细胞计数 4.48×10^{12}/L、血红蛋白 140 g/L、血小板计数 63×10^9/L；凝血功能：凝血酶原时间＞120 s、凝血酶时间＞240 s、活化部分凝血活酶时间＞180 s、纤维蛋白原含量＜0.6 g/L、国际标准化比值不凝、鱼精蛋白副凝固试验阳性（＋）、D-二聚体＞20 μg/ml；血生化：尿素氮 4.70 mmol/L、肌酐 199.8 μmol/L、谷草转氨酶 241.9 U/L、肌酸激酶 1169.5 U/L、肌酸激酶同工酶 41.2 U/L、肌红蛋白＞1200.0 ng/ml、肌钙蛋白 I43 161.3 pg/ml；血气分析（静脉）：pH 7.087、氧分压 19.2 mmHg、碳酸氢根 12.9 mmol/L、二氧化碳分压 48.7 mmHg、乳酸 10.2 mmol/L、碱剩余 15.53 mmol/L；血栓弹力图：不凝（凝血功能以及肝功能的变化见图 23-3、图 23-4）。

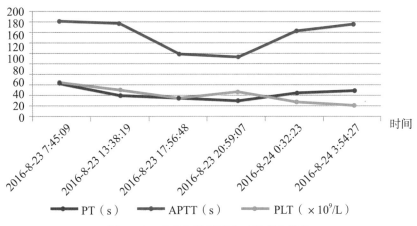

图 23-3 患者入院后凝血功能变化趋势

PT：凝血酶原时间，正常值范围 8.8 ~ 12.8s；APTT：活化部分凝血酶时间，正常值范围 18 ~ 42 s；PLT：血小板，正常范围（100×10^9/L ~ 300×10^9/L）。

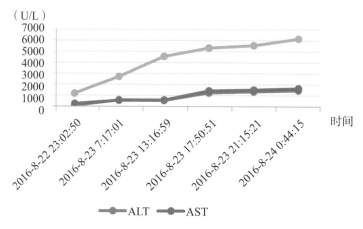

图 23-4　患者入院后转氨酶变化趋势

ALT：谷丙转氨酶，正常值范围 0 ~ 37 U/L；AST：谷草转氨酶，正常值范围 0 ~ 42 U/L。

立即给予以下处理措施：①有创呼吸机通气，镇痛镇静；②血管活性药物维持血流动力学稳定；③冰毯机降温，并脑部亚低温；④连续性血液净化（血液透析滤过＋血浆置换），维持酸碱平衡和血容量；⑤补充红细胞悬液、血浆、纤维蛋白原、凝血酶原复合物、血小板等，小剂量低分子肝素抗凝；⑥使用抗生素预防感染等治疗。

病情变化：

经上述处理患者体温逐渐降至正常，血氧饱和度波动于 90% ~ 95%，心率波动于 95 ~ 112 次 / 分，血压波动于 80 ~ 110/45 ~ 60 mmHg。左侧股动脉穿刺点渗血明显，经加压包扎、局部按压，效果差，左下肢肿胀进行性加重，并出现消化道、尿道、气道、皮肤黏膜多处出血，凝血功能无法纠正，血栓弹力图提示凝血因子严重缺乏，肝肾功能进一步恶化，乳酸持续升高。

8 月 24 日凌晨 1：00 许出现血压持续下降，经积极抢救，最终因呼吸、循环衰竭于 6：58 分死亡。死亡诊断：①劳力型热射病；②休克；③多器官功能衰竭、急性中枢神经功能衰竭、急性呼吸衰竭、急性循环衰竭、急性肾功能衰竭、急性肝功能衰竭、急性胃肠功能衰竭；④弥漫性血管内凝血；⑤横纹肌溶解综合征。

四、讨论与分析

本例患者为青壮年，未正规热习服训练，因体能训练出现高热伴意识障碍，并迅速出现 DIC、皮肤黏膜出血、肝肾功能衰竭、横纹肌溶解综合征等并发症，符合劳力型热射病的临床表现及发展规律。对于该患者的救治过程，有以下几点救治体会：

问题 1：热习服的重要性是什么？

由于北方和南方地域性差异，南方夏天日照时间较长，特别是沿海城市湿度较高，易发生热射病，进行热习服训练可有效降低热射病的发生。热习服是机体对热环境刺激的保护性生理反应，表现为反复的热环境刺激下机体对高温的热适应能力加强。Li 等的研究显示：高温高湿环境高强度训练前，进行热习服训练可以有效地降低劳力型热射病（EHS）的炎性反应程度，保护机体的生理功能，降低多系统器官功能衰竭（multiple systemic organ failure，MSOF）的发生率[1]。

问题 2：如何合理地降温？

一项前瞻性单中心队列研究显示，EHS 早期死亡率与 MODS 相关，高温持续时间是中暑死亡的第一因素，因此，早期降温是救治热射病的第一要素。最新的专家共识指出，快速、有效、持续降温是 EHS 的首要治疗措施[2]。现有研究表明，病死率与体温过高及持续时间密切相关[3]，因此快速有效的现场降温显得尤为重要，可供选择的方法较多，如常用的凉水喷洒加上持续扇风、冷水浸泡、冰盐水灌肠、冰敷（条件许可时选择冰毯冰帽）等方法单独或联合使用，以达到最佳的降温效果。另外，对于重症中暑住院患者，血液净化对于体温调控与物理降温、药物降温相比，具有稳定、快捷、不良反应少的特点，并且短时间可降低核心体温，还对于降低脑部温度、防治脑损伤有明显作用，也为保护其他组织器官争取了时间[4]。本例患者在现场虽然有降温、补液处理，但转运途中未能坚持持续有效降温，送达医院时腋温达 41.5℃，错过了热射病的最佳救治时间。

问题 3：如何处理降温后寒战？

在救治热射病患者时，我们使用冰毯或冰袋物理降温，常常会发现患者出现寒战。寒战是一种骨骼肌自发的、不自主的收缩并产热，可能会引起颅内压增高，增加全身及脑的耗氧量，这是机体的一种保护性反射。显然对于热射病患者，这种保护性反射会导致病情进一步加重。对于寒战患者，可考虑采用床旁寒战评估量表（the bedside shivering assessment scale，BSAS）进行评分[5]，并分阶段对寒战采取相应的处理措施。

问题 4：如何应对弥散性血管内凝血？

本患者入院时即出现穿刺点渗血、皮肤瘀斑等凝血功能紊乱表现。Hifumi 等[6]针对 DIC 在热射病患者中的意义进行研究得出，DIC 是导致热射病患者死亡的独立危险因素，并提出血液学功能障碍是热射病治疗的潜在靶点。早抗凝在热射病的治疗中至关重要，推荐采用凝血分子标志物联合血栓弹力图等全血功能监测设备判断抗凝时机。Chen 等[7]研究表明，使用丹参酮 IIA 磺酸钠（sodium tanshinone IIA sulfonate，STS）治疗可以减少实验性大鼠模型中热射病诱导的 DIC 和多器官功能障碍。另外，乌司他丁可以清除体内产生的超氧化物，抑制多种酶及炎症介质的过度释放，保护脏器功能，减轻脏器损伤；乌司他丁在治疗热射病相关 DIC 时，可以缩短重症监护病房的住院时间，降低患者病死率，其对热射病的治疗具有重要意义[8]。

综上所述，热射病是一种机体产热和（或）散热失衡的一种热力损伤性疾病。早期热习服训练可以有效降低热射病的发生率，早期识别和快速降温是降低热射病病死率和病残率的关键。发生多器官功能衰竭的患者，凝血功能障碍可以作为死亡的独立预测因子，早期凝血功能监测及合理的抗凝治疗是治疗 DIC 的关键，STS 及乌司他丁等药物的使用可以降低 DIC 的发生率。

五、诊治体会与启示

（1）劳力型热射病主要是由于高强度体力活动引起机体产热与散热失衡而发病，以核心体温＞40℃和中枢神经系统异常为特征，部分患者初测体表温度升高不明显；早期快速且持续降温至安全的核心体温（＜39.0℃）是降低热射病致死率和致残率的关键，降温过程中要注意避免寒战的发生，以免加重病情。

（2）DIC 是导致热射病患者死亡的独立危险因素，且凝血功能障碍与各脏器功能损害形成恶性循环，病情进展快，容易导致救治失败；劳力型热射病出现凝血功能紊乱的主要机制是热损伤对凝血物质活性的直接影响、广泛内皮细胞损伤造成凝血异常激活及出血引起凝血因子消耗等，发生迅速、进展快，推荐尽早启动目标导向的替代治疗，同时进行抗凝治疗，同时避免股动脉穿刺等有创操作。

参考文献

［1］ Li Q，Sun R，Liu S，et al.Effect of heat acclimatization training on inflammatory reaction and multiple organ dysfunction syndrome in patients with exertional heat stroke ［J］.Zhonghua Wei Zhong Bing Ji Jiu Yi Xue，2018，30（6）：599-602.

［2］ 全军热射病防治专家组，全军重症医学专业委员会.中国热射病诊断与治疗专家共识［J］.解放军医学志，2019，44（3）：181-196.

［3］ Miller K，Hughes LE，Long B，et al.Validity of Core Temperature Measurements at 3 Rectal Depths During Rest，Exercise，Cold-Water Immersion and Recovery［J］.J Athletic Train，2017，52（4）：332-338.

［4］ Mastrorilli C，Welles EG，Hux B，et al. Botryoid nuclei in the peripheral blood of a dog with heatstroke［J］. Vet Clin Pathol，2013,42（2）：145-149.

［5］中华医学会神经病学分会神经重症协作组.神经重症低温治疗中国专家共识［J］.中华神经科杂志，2015，48（6）：453-458.

［6］Hifumi T，Kondo Y，Shimazaki J，et al.Prognostic significance of disseminated intravascular coagulation in patients with heat stroke in a nationwide registry［J］.J Crit Care，2018，44（8）：306-311.

［7］Chen F，Li H，Zhu G，et al.Sodium tanshinone IIA sulfonate improves inflammation，aortic endothelial cell apoptosis，disseminated intravascular coagulation and multiple organ damage in a rat heat stroke model［J］.Mol Med R ep，2017，16（1）：87-94.

［8］卢纪杰，王春亭.乌司他丁治疗热射病的疗效［J］.中国处方药，2016，14（5）：70-71.

（朱健、姚奇、谢婷、窦燕　联勤保障部队第九〇九医院）

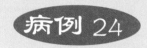

高强度魔鬼训练致劳力型热射病、多器官功能衰竭、曲霉菌感染而死亡

一、病例简介

患者，男，20岁，战士，军龄3年。训练环境：温度25℃，湿度75%；训练项目：武警魔鬼训练周，8公里武装越野跑步+12公里急行军，负重20 kg，于训练中突发意识障碍7 h伴高热4 h后入院。

1. 主诉

训练中突发意识障碍7 h伴高热4 h。

2. 现病史

患者入院前7 h前进行体能训练时突发意识障碍、四肢抽搐、呼之能应、不能言语。现场医生未测体温、未做特殊处理，直接由救护车转运，1 h后至当地县医院急诊科，查头颅CT未见异常，收入神经内科。查体：体温37.2℃（腋温），脉搏150次/分，呼吸25次/分，血压136/55 mmHg，浅昏迷，双瞳孔等大等圆，对光反射迟钝；颈软，四肢末梢皮温低，心率快，律齐；双眼向上凝视，四肢肌张力增高，病理反射阴性。急查血常规：白细胞计数 8.2×10^9/L，中性粒细胞百分比88%，血红蛋白165 g/L，血小板计数 120×10^9/L；凝血四项：凝血酶原时间14.33 s，活化部分凝血活酶时间21.98 s，纤维蛋白原含量2.77 g/L，凝血酶时间10.87 s；血电解质：血钾5.95 mmol/L，血钠139.6 mmol/L，血氯96.6 mmol/L，血钙2.42 mmol/L。肾功能：血肌酐215 μmol/L，尿酸1066 μmol/L，血糖3.1 mmol/L。诊断：①意识障碍待查：癫痫？颅内感染？低血糖反应？破伤风？②肺部感染？③低血糖。给予补液、抗感染、甘露醇降颅压及地西泮（安定）控制强直治疗，患者仍持续四肢抽搐、双眼凝视、大便失禁，大量水样便，体温持续升高至42℃（腋温），遂给予柴胡和冰袋物理降温，但循环、呼吸状态差，血压降至80/30 mmHg，血氧饱和度下降至75%，行气管插管后棉被覆盖保温，由救护车转送我院。

3. 发病诱因

高湿环境、高强度训练。

4. 入院查体

体温 41℃（肛温），脉搏 129 次 / 分，呼吸 17 次 / 分，血压 47/21 mmHg；昏迷状态，双侧瞳孔等大等圆，直径约为 3 mm，对光反射迟钝；口鼻出血，皮肤大片瘀斑；颈软，四肢间断抽搐，病理反射未引出；大便失禁，下半身浸泡于恶臭水样便中。

5. 辅助检查

1）实验室检查值

血常规：白细胞计数 13.49×10^9/L，血红蛋白 131 g/L，血小板计数 100×10^9/L，中性粒细胞百分比 59.4%。

凝血功能：凝血酶原时间 37.2 s，活化部分凝血活酶时间 196.8 s，纤维蛋白原 0.16 g/L，凝血酶时间 > 180 s；血生化：血钾 3.34 mmol/L，血钠 138.5 mmol/L，血氯 103.39 mmol/L，血钙 1.93 mmol/L，肌酐 355 μmol/L，尿素氮 13.28 mmol/L，总胆红素 16.35μmol/L，直接胆红素 8.01 μmol/L，谷丙转氨酶 1154.3 U/L，谷草转氨酶 2084.3 U/L，乳酸脱氢酶 3224.9 IU/L，肌酸激酶 85431.8 U/L，血清淀粉酶 2035.2 IU/L，血糖 1.4 mmol/L，C 反应蛋白 1.02 mg/L；降钙素原 1.62 ng/ml；白介素 6 > 1000 pg/ml；血气分析：pH 7.07，氧分压 107 mmHg，二氧化碳分压 30 mmHg，血乳酸 9.5 mmol/L。

2）影像学检查

胸部 X 线片：气管插管术后，双肺纹理增多模糊（图 24-1）。

头颅 CT：未见明显异常。

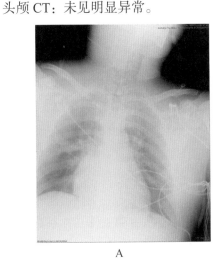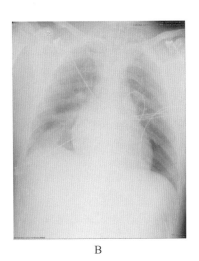

A   B

图 24-1　胸部 X 线片显示气管插管术后，双肺纹理增多模糊（A、B）

二、诊断

①劳力型热射病；②多器官功能衰竭（中枢神经、心、肺、肝、肾、凝血、胰腺、消化道）；③消化道出血；④横纹肌溶解综合征；⑤持续低血糖状态；⑥心肺复苏术后。

三、诊治过程

1. 现场救治
现场未测体温，未进行任何处置。

2. 转运后送
救护车送至当地县人民医院。

3. 首诊科室
约 1 h 后至当地县人民医院急诊科，以"意识障碍待查，肺部感染？低血糖"收住神经内科。给予补液、抗感染、甘露醇降颅压、地西泮（安定）控制强直治疗，患者仍持续四肢抽搐、双眼凝视、大便失禁，大量水样便，体温持续升高至42℃（腋温），予柴胡和冰袋物理降温，但循环、呼吸状态差，血压降至80/30 mmHg，血氧饱和度下降至75%，行气管插管后棉被覆盖保温，通过救护车转送我院。

4. 我院救治
患者到我院时病情危重，未经急诊科直接收入重症医学科。入科15 min后患者出现心搏骤停，行心肺复苏术10 min后恢复自主心律，但瞳孔散大，对光反射消失。给予快速液体复苏、全身反复冰水湿敷及胃内冰盐水冲洗降温，20 min后体温降至38℃（肛温），5 h后血压逐渐稳定，心率降至110次/分，瞳孔缩小至4 mm，对光反射迟钝，四肢仍间断抽搐。

进一步治疗措施：①持续降温毯，维持核心体温于38.5℃以下；②有创呼吸机通气、镇静镇痛；③持续血管活性药物应用，维持血流动力学稳定；④持续高糖泵入，维持血糖正常范围；⑤床旁血液净化治疗（血液透析滤过＋血液灌流＋血浆置换），替代肝、肾功能，维持内环境稳定；⑥补充血制品，纠正凝血功能；⑦应用广谱抗生素，预防感染。

病情演变
患者病情持续恶化，意识无改善，谷丙转氨酶最高达9137 U/L，谷草转氨酶最高达15300 U/L，总胆红素最高达335 μmol/L，肌酸激酶最高达200 503 U/L，肌红蛋白最高达236924 μg/L、降钙素原、C反应蛋白（图24-2）。多器官功能障碍综合征无明显缓解，且发生肺部曲霉菌感染。入院 7 天后患者死亡。

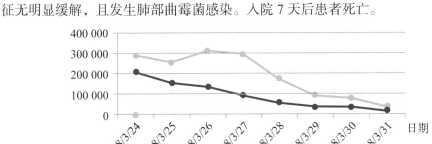

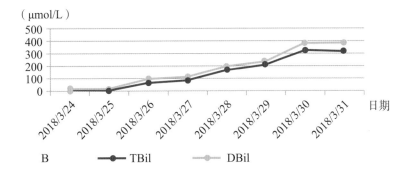

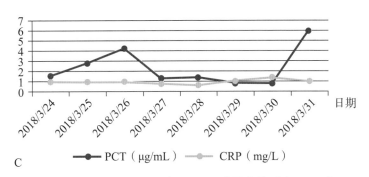

图 24-2　肌红蛋白、降钙素原、C 反应蛋白检测（A ～ C）

A. 血清肌酸激酶和肌红蛋白变化；B. 血清总胆红素（TBil）和直接胆红素（DBil）变化；C. 血清降钙素原（PCT）和急性期反应蛋白（CRP）变化

四、讨论与分析

问题 1：影响该病例预后的原因有哪些？

劳力型热射病是可防可治性疾病，早期识别和现场快速降温是热射病治疗的关键，严重影响患者预后与转归。①精确的体温管理尤为重要，病死率与体温过高及持续时间密切相关[1]。本例患者在现场未进行任何救治工作，错失热射病最佳的救治机会；在转院过程中，错误对患者使用棉被保温措施，再次加重患者病情；患者从发病至收入重症医学科，共历时 7 h 余才得以采取相对完善的降温措施，使体温降至目标温度。②劳力型热射病好发于青壮年，常有剧烈运动史，其特征性表现为核心体温＞40℃伴意识障碍。2019 年共识对热射病诊断有明确说明[1]。该患者送至当地县医院神经内科进行救治，神经内科医师缺乏热射病诊治知识，误诊为颅内感染性疾病，导致患者的救治进一步延误，甚至出现了在循环不稳定的情况下采取甘露醇脱水等错误的治疗手段，进一步加重了患者的病情。③运动或高热易致胃肠道黏膜的损伤，引起菌群移位，而免疫力低下、长期 ICU 住院等，均导致患者感染机会增加。该患者病程中合并曲霉菌感染，使患者病情进一步恶化。

问题 2：热射病时体温控制目标与措施有哪些？

根据 2019 年《共识》建议[1]，现场降温目标：核心温度在 30 min 内迅速降至 39.0℃以下，2 h 内降至 38.5℃以下。可根据实际情况采取以下降温措施：①蒸发降温，用凉水喷洒或向皮肤喷洒水雾同时配合持续扇风；②冷水浸泡，使用浴桶、油布、水池等将患者颈部以下浸泡在冷水（2%～20%）或室温水中；③冰敷降温，使用冰袋或头戴冰帽或头枕冰枕；④体内降温，用 4～10℃生理盐水胃管灌洗或直肠灌洗。

入院后仍需持续体温监测，如果核心温度仍高于目标温度（直肠温度在 37.0～38.5℃），则应继续降温治疗。具体措施包括：①用于现场急救的降温措施；②控温毯；③血管内热交换降温；④连续性血液净化治疗；⑤尽量避免应用非甾体抗炎药物降温治疗。

五、诊治体会与启示

（1）劳力型热射病是可防可治性疾病，早期判断和识别热射病是治疗的关键。反映热射病最可靠的指标是核心体温升高。体表温度无法准确反映机体核心体温，直肠温度是医院内较易获得的内部温度，且最接近机体核心体温。

（2）早期快速降温至安全的核心体温（＜39.0℃）是降低热射病致死率和致残率的关键；冰水浴或冷水浴是实现热射病患者早期快速降温的最有效措施，药物性降温无法快速降低热射病患者核心体温，甚至会加剧患者肝肾功能损伤。

参考文献

[1] 全军热射病防治专家组，全军重症医学专业委员会. 中国热射病诊断与治疗专家共识[J]. 解放军医学杂志，2019，44（3）：181-196.

（徐朝霞、刘畅、李福祥　西部战区总医院）

病例 25

5公里负重越野跑后高热、昏迷、抽搐，多器官功能衰竭而死亡

一、病例简介

患者，男，21岁，士兵。2018年入伍；环境：气温约28℃、空气湿度65%；运动量：5公里越野跑训练、战斗着装、负重约10 kg。因越野跑后意识障碍，伴高热、抽搐4 h，于2020年6月28日急诊入院。

1. 主诉

越野跑后意识障碍，伴高热、抽搐4 h。

2. 现病史

患者于2020年6月28日下午进行5公里越野跑训练，战斗着装、负重约10 kg，当地气温约28℃、空气湿度65%，16：30分左右越野跑结束时患者自觉头晕、全身乏力，当时呼之能应，休息后无缓解，大约10 min后送入被当地医院，出现呼之不应，高热，最高体温40℃（腋温），伴有肢体抽搐表现，急诊予气管插管，补液、降温等积极抢救，效果不佳，仍昏迷、持续高热、反复抽搐，为进一步诊治于6月28日20：00许转入我院治疗。

3. 发病诱因

发病前3日有腹泻症状，口服药物后缓解，无感冒饮酒等情况。

4. 入院时查体

体温38.5℃，脉搏130次/分，血压91/50 mmHg，自主呼吸弱，呼吸机辅助呼吸，经皮血氧饱和度99%。神志处于深昏迷状态，格拉斯哥评分3分[E1（睁眼反应1）、V1（语言反应1）、M1（肢体运动1）]。头颅外观未见明显畸形与外伤，双眼球结膜水肿，充血明显，双侧瞳孔等大同圆，直径约2.0 mm，对光反射消失。口唇无发绀。气管插管接呼吸机辅助呼吸，双肺呼吸音对称，未闻及干湿啰音。心律齐，未闻及病理性杂音。腹软，无肌紧张，肠鸣音未闻及。四肢肌力0级，肌张力无亢进，

双侧病理征未引出。急、慢性生理评分 II（APACHE II 评分）23 分。

5. 辅助检查

1）实验室检验值

血常规：白细胞计数 12.99×10⁹/L、中性粒细胞百分数 76.7%、血红蛋白 167 g/L、血小板计数 217×10⁹/L。

血生化：血钠 145 mmol/L、血钾 3.47 mmol/L、尿素 9.5 mmol/L、肌酐 127 μmol/L、总蛋白 70.7 g/L、总胆红素 15.40 μmol/L、谷丙转氨酶 17 U/L、肌酸激酶 435 U/L、磷酸肌酸激酶同工酶 26 U/L、肌红蛋白（化学发光）298.6 ng/ml ↑、肌钙蛋白 I（化学发光）0.55 ng/ml。

凝血功能：凝血酶原时间 19.90 s、凝血酶时间 18.60 s、纤维蛋白原 2.51 g/L。

血气分析：pH（修正）7.25、氧分压 237.0 mmHg、二氧化碳分压 40.0 mmHg、全血碱剩余 –9.2 mmol/L、乳酸 3.40 mmol/L。

2）影像学检查

影像学检查见图 25-1 和图 25-2。

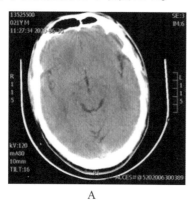

图 25-1　入院时头颅 CT 检查存在弥漫性脑肿胀表现（A、B）

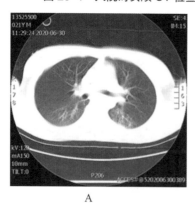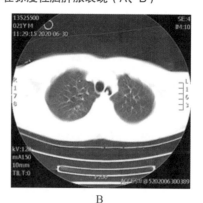

图 25-2　入院时胸部 CT 见双下肺轻度炎症（A、B）

二、诊断

①劳力型热射病；②多器官功能障碍综合征（中枢、呼吸、循环、肝、肾等）；③继发性癫痫；④横纹肌溶解综合征。

三、诊治过程

1. 现场救治及转运

发病后立即送入当地医院予急诊气管插管，补液、降温等积极抢救，效果不佳，仍昏迷、持续高热、反复抽搐，后转入联勤保障部队第九二〇医院。

2. 我院救治

入院后予气管插管接呼吸机辅助呼吸，定时翻身叩背吸痰；心电监护、血氧饱和度监测，密切监测生命体征及病情变化；严格监测并控制体温；脱水利尿，减轻脑水肿，降低颅内压；床旁血液滤过治疗；保护肝肾功能；补充血液有形成分及凝血物质；维持内环境稳定，纠正酸中毒等综合治疗（图 25-3、图 25-4）。患者入院后予持续监测并控制体温，连续性肾脏替代治疗（CRRT）治疗，患者血压在多巴胺持续泵入 [6 μg/（kg·min）] 情况下维持在 100/60 mmHg 以上，一直处于深昏迷，神志无明显改善。6 月 30 日患者出现肝功能衰竭表现，总胆红素 156.00 μmol/L、直接胆红素 30.40μmol/L、间接胆红素 125.6 μmol/L、谷丙转氨酶 940 U/L、谷草转氨酶 960 U/L，予持续血液滤过及每日血浆置换治疗。7 月 3 日患者胆红素上升，至总胆红素 232.90 μmol/L、直接胆红素 108.50 μmol/L、间接胆红素 124.4 μmol/L、谷草转氨酶 1028 U/L、谷丙转氨酶 1140 U/L。给予 5 次血浆置换、2 次血浆分离吸附、持续血液滤过等治疗，肝功能及黄疸情况未见好转。总胆红素最高上升至 272.60 μmol/L，患者胆红素在反复血浆置换及血浆分离吸附治疗基础上仍进行性升高，神志一直处于深昏迷状态，无任何改善。7 月 4 日起患者反复出现高热，最高体温 39.5℃，血压呈进行性下降，加用血管活性药物并逐步增加剂量不能维持，患者痰量未见明显增加，纤维支气管镜检查支气管黏膜未见明显充血水肿，未见大量痰液，结合患者肝肾功能严重障碍，胃肠道功能极差，且伴有明显消化道出血，考虑感染系肠源性，予调整抗感染治疗为亚胺培南，效果不佳，患者脓毒性休克无法纠正，最终于 2020 年 7 月 7 日 8：55 分抢救无效死亡。患者各项化验指标的动态变化及治疗情况见表 25-1。

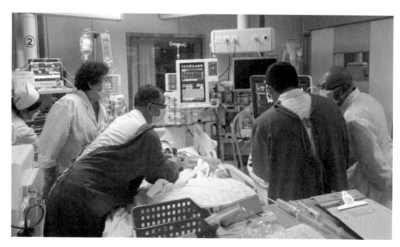

图 25-3 热射病专家组组长宋青教授在指导救治

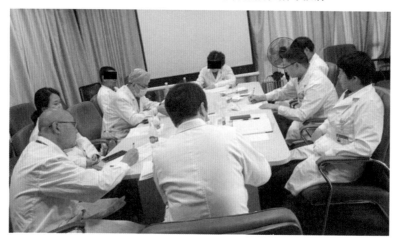

图 25-4 热射病专家组组长宋青教授在组织病例讨论

表 25-1 患者各项化验指标的动态变化及治疗情况

指标	D1	D2	D3	D4	D5	D6	D7	D8	D9	D10
TBil（μmol/L）	16.9	41.8	156	176	217.1	232.9	201.6	217.1	272.6	221.3
DBil（μmol/L）	4.7	11	30.4	41.8	78.3	108.5	98	129.1	161.8	132.3
IBil（μmol/L）	12.2	30.8	125.6	134.2	138.8	124.4	103.6	88	110.8	89
AST（U/L）	17	69	960	1322	5205	1028	205	167	109	161
ALT（U/L）	17	39	940	1380	6071	1140	673	148	205	150
ALB（g/L）	46.1	43.8	51.1	41.8	39.8	39.1	34.9	32.9	34.6	
Cr（μmol/L）	130	105	71	91	92	89	71	108	82	110
CK-MB（U/L）	22	37	167	113	148	43	23		37	22

续表

指标	D1	D2	D3	D4	D5	D6	D7	D8	D9	D10
CK（U/L）	457	1194	4998	4530	5044	1347	450		310	169
PLT（×10⁹/L）	217	131	77	55	30	32	32	17	10	6
FIB（g/L）	2.51	2.05	2.5	2.14	1.91	2.67	3.45	1.91	2.05	1.18
LAC（mmol/L）	2.44	7.1	4.22	5.6	3.8	3.59	5.3	7.6	4.9	9.9
PT（s）	20.9	27.7	39.8	35.7	52.3	22.9	18.4	32.3	23.1	16.6
APTT（s）	30.3	37.5	45.4	53	52.4	41.3	38.3	46.9	43.5	42.1
WBC（×10⁹/L）	12.99	13.17	8	5.12	7.61	11.11	17.69	19.89	26.47	21.97
NEU%	76.7	92.6	90.1	92.9	98.1	97	95	92.3	94.9	92.5
L%	21	7.0	7.3	5.5	1.5	1.8	4.6	7.0	5.1	7.3
Hb（g/L）	167	131	158	136	140	138	115	97	105	61
PCT（ng/ml）	0.94	1.26	0.92	2.64			7.03		98.2	95.3
血浆（ml）		500								
冷沉淀（U）		10	20	10	10	10	10		10	10
血小板（U）			20	10	30	30	30	30	30	10
红细胞（U）								2		3
CVVH	√	√	√	√	√	√	√	√	√	√
血浆置换			√		√	√	√		√	
胆红素吸附						√	√			

　　TBil：总胆红素；DBil：直接胆红素；IBil：间接胆红素；AST：谷草转氨酶；ALT：谷丙转氨酶；ALB：白蛋白；Cr：血肌酐；CK-MB：肌红蛋白；CK：血清肌酸激酶；PLT：血小板；FIB：纤维蛋白原；LAC：血乳酸；PT：凝血酶原时间；APTT：活化部分凝血活酶时间；WBC：白细胞；NEU%：中性粒细胞百分比；L%：淋巴细胞百分比；Hb：血红蛋白；PCT：降钙素原；CVVH：连续性静脉 - 静脉血液滤过。

3. 死亡诊断

　　①极危重型劳力型热射病；②多器官功能衰竭（中枢、循环、呼吸、肝脏、肾脏、凝血、胃肠道、免疫、内分泌）；③横纹肌溶解综合征。

四、分析与讨论

　　患者诊断明确，而且是极危重型劳力型热射病，支持点就是患者以早期昏迷、高热、抽搐为特点，且早期出现低血糖、血小板进行性下降、肝功能衰竭快速进展、顽固性凝血功能障碍，均提示此患者的热射病严重程度非常高[1]。

患者发病后一直处于昏迷，神志无任何改善，说明中枢神经系统功能损伤严重；且发病后第 3 日即出现肝功能损害进行性加重，经积极保护肝功能、肝脏替代、持续 CRRT、血浆置换、血液灌流、胆红素吸附等治疗，患者肝功能损害无法恢复至正常，肝功能损害及肝脏替代治疗时并发凝血功能障碍、血小板损耗等对患者病情均可能有明显影响[2]；在治疗过程中持续给予患者高强度器官功能替代治疗，包括连续性血液滤过、连续数日予血浆置换，及间断胆红素吸附治疗，患者胆红素指标持续处于高位；肝酶学指标在发病后第 3 日迅速上升至超过正常值的 100 倍；在发病后第 7 天患者胆红素仍明显升高，肝酶学指标迅速下降，提示肝细胞已严重；血小板持续下降，每日输注血小板计量均超过 30 U，效果不佳。以上肝脏及血小板变化趋势均与患者病情变化有明显相关性，提示预后差，治疗效果不佳。

患者病情后半程伴有严重的肠源性全身感染，反复发热，体温超过 39℃；血压呈进行性下降，加用血管活性药物并逐步增加剂量不能维持；患者痰量未见明显增加，纤维支气管镜检查支气管黏膜未见明显充血水肿，未见大量痰液。结合患者肝肾功能严重障碍、胃肠道功能极差，且伴有明显消化道出血，考虑感染系肠源性，予调整抗感染治疗为亚胺培南，效果不佳，存在严重的感染性休克[3]。应早期给予床旁 B 超监测容量变化，尽早容量复苏，一旦出现降钙素原快速上升应考虑出现肠源性感染，可考虑给予万古霉素灌肠。

五、诊治体会与启示

对于热射病的诊治，我们仍需不断地总结经验，因为每例热射病患者均有各自不同的表现特点。对患者的治疗亦需要在病例的不断总结及积累基础上，按照指南及专家共识针对性地开展个体化治疗以提高救治成功率。

参考文献

[1] 全军热射病防治专家组，全军重症医学专业委员会 . 中国热射病诊断与治疗专家共识 [J]. 解放军医学杂志，2019，44（3）：181-196.

[2] 赵和平，侯田青，丁保华，等 . 胆红素吸附联合血浆置换治疗高胆红素血症 42 例 [J]. 世界华人消化杂志，2013，21（7）：629-632.

[3] 骆恒芳，曾钊宇，张宇 . 肠道菌群与肠道相关脓毒血症研究进展 [J]. 国际检验医学杂志，2018，39（18）：2310-2313.

（殷辉、边革元　联勤保障部队第九二〇医院）

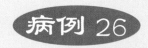

头晕、乏力、恶心、高热，
劳力型热射病、中枢衰竭而死亡

一、病例简介

患者，男，21岁。2021年6月16日3公里跑后头晕、乏力、恶心、高热、昏迷，于2021年6月18日22：55入院。

1. 主诉

高热12 h、昏迷2天。

2. 现病史

2021年6月16日14：40（当时气温为25℃，湿度为60%）进行负重5公里考核，跑至3公里处出现头晕乏力，被叫停送往卫生队，测体温38.5℃（腋温），给予相应降温措施并送往地方医院，期间出现恶心并呕吐3次（均为胃内容物）。约16：10到地方医院，测体温最高达40℃（腋温），给予降温、补液等措施。约18：10患者反应稍显迟钝。约20：00该患者出现意识变差，不能言语和遵命活动。约21：00患者凝血功能异常，给予输注冷沉淀血浆治疗。约22：00患者昏迷，自主呼吸消失，脑干反射消失，行气管插管术，给予呼吸机辅助呼吸。约23：10行连续性血液滤过治疗。6月17日00：10监测核心温度（肛温）39.7℃。2：20监测核心温度（肛温）36.0℃。为进一步抢救治疗，于6月18日22：55转入我院。

3. 入院查体

体温36.6℃，脉搏109次/分，呼吸19次/分（有创呼吸机辅助呼吸），血压147/65 mmHg（升压药维持），昏迷状态，双侧瞳孔6 mm，等大等圆，对光反射消失，角膜反射等脑干反射消失。双肺呼吸音清晰，心率109次/分，律齐。四肢腱反射消失，病理征未引出。

4. 辅助检查

1）实验室检查

6月16日实验室检验血常规：白细胞计数 26.87×10^9/L，中性粒细胞百分比 95.0%，血小板计数 62×10^9/L。

凝血功能：纤维蛋白原 2.37 g/L，$D-$ 二聚体 29.44 ng/L，活化部分凝血活酶时间 114.3 s。

血生化：乳酸脱氢酶 4610 U/L，肌酸激酶 1836 U/L，肌酸激酶同工酶 124.9 U/L，降钙素原 5.87 ng/ml，总胆红素 53.8 μmol/L。

甲状腺功能：病程 3 天查促甲状腺激素 0.04 μIU/ml（参考值 0.27 ~ 4.2 μIU/ml），三碘甲状腺原氨酸 0.59 nmol/L（参考值 0.75 ~ 2.2 nmol/L），四碘甲状腺原氨酸 44.64 nmol/L（参考值 35 ~ 140 nmol/L），血清游离三碘甲状腺原氨酸 1.98 pmol/L（参考值 3.1 ~ 6.8 pmol/L），血清游离四碘甲状腺原氨酸 7.42 pmol/L（参考值 12 ~ 22 pmol/L）；病程 15 天查促甲状腺激素 0.01 μIU/ml，三碘甲状腺原氨酸 0.46 nmol/L，四碘甲状腺原氨酸 31.59 nmol/L，血清游离三碘甲状腺原氨酸 1.97 pmol/L，血清游离四碘甲状腺原氨酸 4.41 pmol/L。

2）影像学检查

6月17日头颅 CT（外院）示：双侧大脑半球、双侧小脑、脑干弥漫性低密度影，脑沟脑裂密度略增高，假性蛛网膜下腔出血表现（图 26-1）。胸部 CT（外院）示：双肺可见多发条索状、网格状高密度影，以双肺下叶为著，双肺野呈磨玻璃样改变；双侧胸腔少量积液（图 26-2）。6月19日头颅 CT 示：双侧大脑半球、小脑、脑干弥漫性肿胀，几乎全部脑沟脑裂消失，环池、四叠体池消失（图 26-3）。

头颅 DSA 颅内无血流，无灌注（图 26-4）。6月19日、7月7日脑电图均无明显电活动，提示脑功能损害（图 26-5）。

二、诊断

①劳力型热射病；②多器官功能衰竭；③脑功能衰竭；④休克；⑤严重脓毒症；⑥高钠血症；⑦高氯血症；⑧低钾血症；⑨高乳酸血症；⑩应激性高血糖。

三、诊疗过程

患者转入我科后给予如下处理措施：①冰毯冰帽物理降温，核心温度均维持在 36℃左右；②有创呼吸机辅助通气（呼吸机参数模式 A/C，呼吸频率 18 次 / 分，氧浓度 35%）；③容量管理，维持有效循环，出入量基本平衡（图 26-6）；④注射用美罗培南 1 g，q8h，静脉滴注，病程中根据药敏结果调整抗菌药物（图 26-7）；⑤输注血浆、血小板纠正凝血异常（表 26-1）；⑥ 20% 甘露醇注射液 125 ml，q6h，静脉滴注维持正常颅压；⑦复方甘草酸苷注射液 100 ml，qd，静脉滴注保肝降酶；⑧注射用乌司他丁 60 万 U，q8h，静脉滴注，血必净注射液 100 ml，q12h，静脉滴注抑制炎性反应；⑨床旁血液滤过治疗 13 次（图 26-8），纠正水电酸碱离子紊乱，保护多脏器功能，延长生命，患者存活 28 天。最终因中枢功能衰竭死亡。

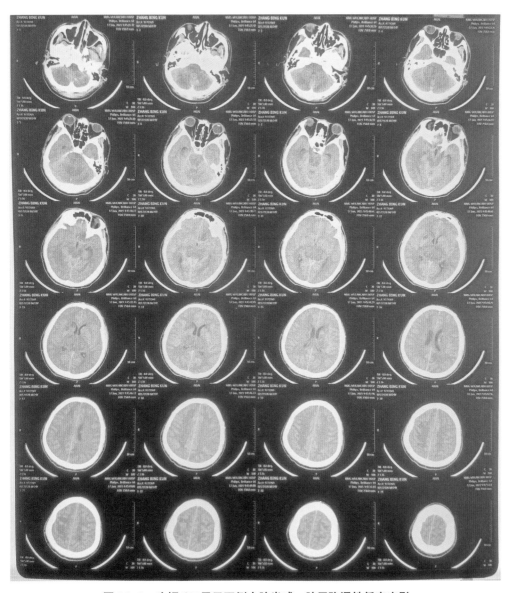

图 26-1 头颅 CT 显示双侧大脑半球、脑干弥漫性低密度影

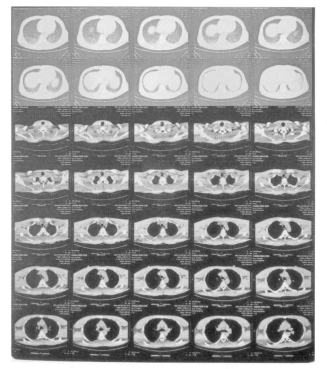

A

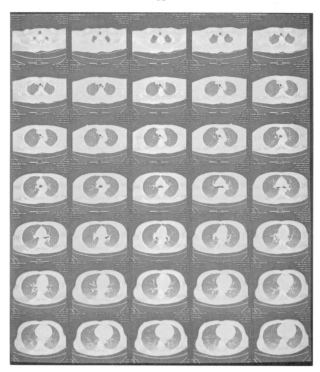

B

图 26-2 胸部 CT 显示双肺下叶磨玻璃样改变（A、B）

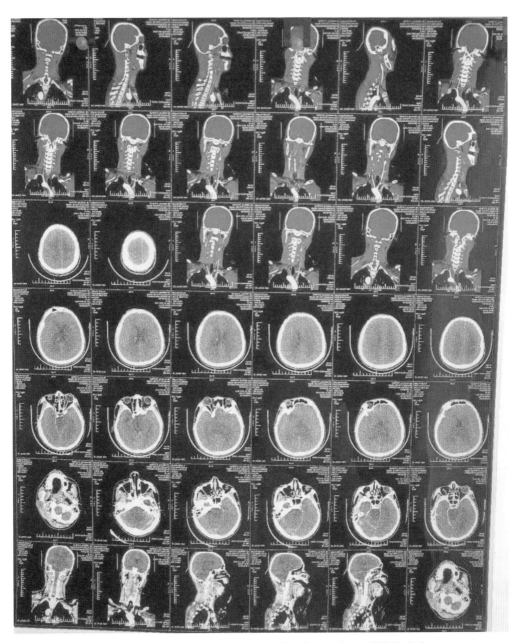

图 26-3　头颅 CT 显示全部脑沟脑裂消失，环池、四叠体池消失

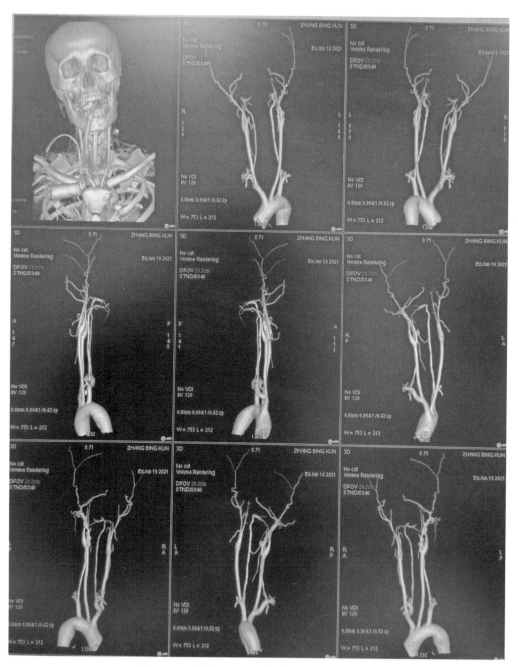

图 26-4　头颅 DSA 显示颅内无血流，无灌注

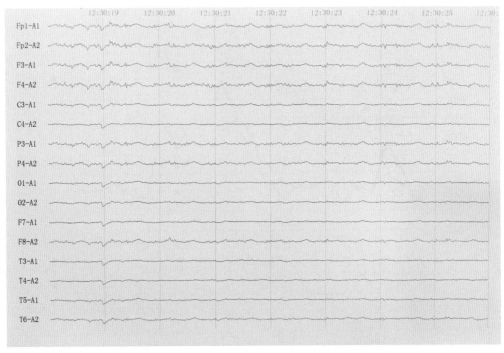

A

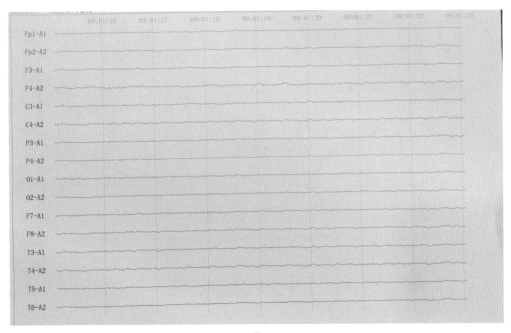

B

图 26-5 脑电图显示未见明确脑电信号出现（A、B）

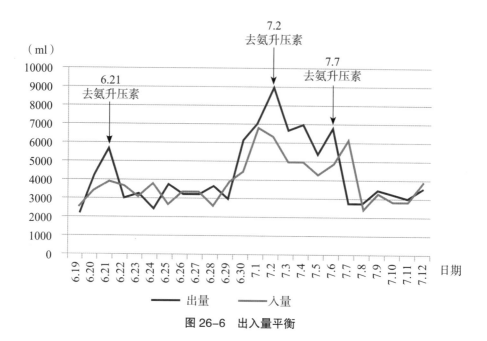

图 26-6 出入量平衡

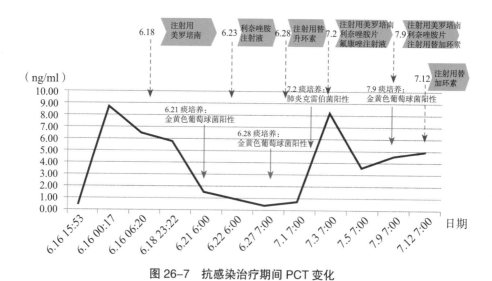

图 26-7 抗感染治疗期间 PCT 变化

表 26-1 凝血功能情况

时间	FIB（g/L）	AT（%）	APTT（s）	凝血时间（s）	国际化比值	凝血酶原时间（s）	D-二聚体（μg/ml）
6.16 22:18	1.7		39	18.7	1.83	21.8	44.44
6.17 15:19	1.6		67	31	1.62	19.4	29.41
6.18 15:48	1.2		33.9	18.7	2.19	26.1	20.75
6.19 7.00	2.34	54	39.8	18.5	1.49	1.68	28.63
血滤后 22:51	2.7	42	132.2	23.4	1.72	19.3	22.46
6.22 7:00	4.12	52	30.1	13.3	1.19	13.5	3.05
6.25 7:00	4.42	94	43	12.4	1.17	13.4	7.64
6.29 7:00	4.22	102	41.6	12	1.13	12.9	9.44
7.3 7:00	5.62	188	57.5	12.1	1.51	17	40.9
7.6 7:00	4.12	81	33.8	13.4	1.11	12.7	3.75
7.9 7:00	5.97	62	50.9	11.6	1.29	14.6	5.52
7.12 7:00	5.45	58	54.3	12.6	1.35	15.3	4.42
7.13 7:00	4.75	53	52.1	14.7	1.42	16.1	8.3

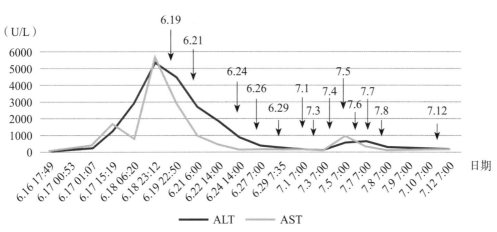

图 26-8 患者 13 次血液滤过治疗时谷草转氨酶（ALT）、谷丙转氨酶（AST）变化情况

四、讨论与分析

　　热射病，又称为重症中暑，占中暑的 8.6% ~ 18%，是热损伤相关疾病进程中最危险的阶段。其致病原因是机体剧烈运动和（或）暴露于极端热环境时，体内热量蓄积远超散热而导致的核心体温上升而引发的多脏器功能损伤，其中热射病脑功能损害治疗难度大[1]，预后差。高发人群是高强度训练的军人。

本例患者为青壮年男性，既往无基础疾病，发病后核心温度达到 40℃以上，初始症状为：头晕、恶心、乏力、发热。值得关注的是，本例患者在病程中出现了甲状腺激素水平下降。分析可能有以下两方面原因：一是考虑在危重病炎性应激反应中，常出现甲状腺功能正常病态综合征，即三碘甲状腺原氨酸显著减少，而四碘甲状腺原氨酸轻度减少，促甲状腺激素降低或正常。发病率在 40%~60%。此变化并非甲状腺本身疾病，而是由甲状腺激素代谢和运输发生改变而引起的[2]。二是热射病致机体散热功能障碍，机体为实现自我保护，防止体温过高，通过抑制下丘脑-垂体-甲状腺轴功能进行调节，降低血清甲状腺激素水平，以降低代谢来控制体温[3]。研究表明热打击致下丘脑易损区发生组织学损伤[4]，加重下丘脑-垂体-甲状腺轴功能紊乱，致血清游离三碘甲状腺原氨酸、血清游离四碘甲状腺原氨酸等激素分泌减少。而血清游离三碘甲状腺原氨酸、血清游离四碘甲状腺原氨酸与神经细胞的发育和成熟相关，并且参与神经元的正常功能，若血清游离三碘甲状腺原氨酸、血清游离四碘甲状腺原氨酸严重降低，不仅对脑功能修复不利，也严重影响预后[5]。影响两者转归的可能因素还包括休克、降温时间，脑缺血缺氧时间等[6]。

五、诊治体会与启示

本例患者的诊治过程也提示我们，对热射病患者而言，早期诊断、早期降温、发病初期 6 步抢救治疗仍然是最重要的。现有研究[7]表明甲状腺素片可以降低脑死亡患者的低甲状腺素水平和低血压发生率，减少血管活性药用量，降低肝肾功能损伤率，延长存活时间。迄今为止，甲状腺素片在热射病治疗中，特别是在脑损害病例中所起的作用，以及热射病、下丘脑、甲状腺三者的关联性研究较少，尚待进一步探讨。

参考文献

[1] 全军热射病防治专家组，全军重症医学专业委员会. 中国热射病诊断与治疗专家共识 [J]. 解放军医学杂志，2019，44（3）：181-196.

[2] 姚永明，急危重症病理生理学 [M]. 北京：科学出版社，2013：332.

[3] 王宏宇，樊毫军，杨炯，等. 高温高强度阅兵集训对甲状腺激素的影响 [J]. 武警医学，2011，22（10）：846-848.

[4] 袁睿，杨萌萌，张宇，等. 热射病中枢神经系统损伤及防治研究进展 [J]. 解放军医学院学报，2018，39（11）：1004-1007.

[5] J Gothié, Vancamp P, De Meneix B, et al. Thyroid hormone regulation of neural stem

cell fate： From development to ageing［J］. Acta Physiologica, 2020，228（1）：
e13316.

［6］刘云松. 劳力型热射病致脑损害的临床分析及相关机制的实验研究［D］. 广州：
南方医科大学， 2014.

［7］杨春华，杨满红，陈雪霞，等. 甲状腺素在脑死亡患者肝肾功能维护中的作用［J］.
广东医学， 2017，38（14）：2217-2218.

（于丽、米丽丽、段文杰、董学会、李欢欢　联勤保障部队第九六九医院）

病例 27

某部队一起集体中暑案例分析

2019年7月26日，驻北方某部队发生一起集体中暑事件，对事件过程及调查结果分析如下。

一、发生过程

2019年7月26日8：00—12：00，驻北方某部队组织开展95名侦察骨干集训考核。考核地点为营区训练室和营区外空旷地域。考核科目主要有通过障碍、隐蔽行军、战场救护、警戒露营、5公里奔袭等16个考核课目，全程20公里，用时约5 h。参加考核人员均重装负重，穿作战靴、夏季迷彩作训服和戴头盔，携行装具总重量约25千克，出发时每人还携带8瓶500 ml饮用水。

上午10：00至中午13：00，集训队员中陆续有多人出现发热、头晕等中暑症状。该部于11：30和14：00，将其中7例症状严重人员分两批次由救护车后送至所属体系医院，均初步诊断为热射病而收治入院。当日20：30，又将其中3例转送至上级医院。

二、临床表现

7例患者主要症状有发热、头晕、乏力、呼吸急促、恶心、多汗、心悸、胸闷、头痛、抽搐、晕厥、意识模糊和昏迷等症状（表27-1）。7例病例最高体温（腋温）38.0 ～ 41.0℃，其中2例为38.0℃，1例39.0℃，2例39.5℃，1例40.0℃，1例41.0℃。

表27-1　中暑病例临床症状频数分布表（例）

症状	发热	乏力	头晕	呼吸急促	多汗	恶心	心悸	头痛	胸闷	呕吐	步态不稳	抽搐	晕厥	意识模糊	昏迷
病例数	7	6	6	6	5	5	4	2	2	1	1	2	2	2	1
比例（%）	100	85.71	85.71	85.71	71.42	71.42	57.14	28.57	28.57	14.28	14.28	28.57	28.57	28.57	14.28

入院后，经过降温、补液、营养心肌和抗感染等对症治疗，7 例患者陆续康复出院。住院时间为 3 ~ 7 天，平均住院天数为 4.85 天。7 例患者出院诊断：5 例为热射病伴心肌损害（其中 1 例还伴有肝、肾功能不全），1 例为中暑和心肌损害，1 例为热痉挛。

三、流行病学调查结果

后方医院接诊病例后，立即电话报告战区疾病预防控制中心，并安排医院疾病预防控制科人员第一时间前往急诊室对病例进行个案流行病学调查。7 名患者出院归队后，区域疾控中心会同热射病防治专家前往该部队，对全部病例的发病及影响因素情况进行了回顾性调查。病例流行病学特征分布如下。

1. 发生时间分布

7 例中暑病例发生在 10：30 分至 13：00 之间，均在考核的中后段，其中 5 例发生在考核中，2 例发生在考核结束后。

2. 集训单位分布

集训队分为 3 个区队，共有队员 95 名；各区队均出现中暑病例详见表 27-2。

表 27-2 各区队中暑病例统计情况（例）

区队	队员人数	发病	未发病	发生率（%）
一	41	5	36	12.20
二	29	1	28	3.45
三	25	1	24	4.00
合计	95	7	88	7.37%

3. 人员类别和兵种构成

集训队有列兵 26 名、上等兵 23 名、下士 34 名、中士 8 名、军官 4 名。列兵中有中暑病例 2 例（占 7.69%），上等兵中中暑 5 例（占 21.74%），军官和下士军衔以上战士无中暑病例。中暑病例中，3 例来自装甲步兵连，3 例为支援或指挥保障连，1 例为侦察连。

4. 饮水量比较

调查发现，7 例病例在身体素质、身体状况、考核前餐饮等方面，与 1 : 1 配对调查的未发生中暑的同班人员没有明显差别。但在考核中的平均饮水量（930 ml）显著低于同班未中暑人员（2200 ml），其中 1 例病例，自考核开始至发病时（10：30）的饮水量不足 500 ml。

四、事件判定

调查中发现，除了这 7 例较严重的中暑病例外，其余同时参训人员中也有 4 名出现中暑表现，但由于症状较轻未后送体系医院。因而可以初步判定，本次事件为一起高热、高湿环境下，开展的高强度、大运动量训练考核时发生的集体中暑。

五、原因分析

1. 训练考核安排不合理，是引起集体中暑的重要原因

侦查骨干考核，要求队员在数小时之内，全程重装负重地快速完成隐蔽行军、定向越野、警戒露营等十余项高强度、大运动量考核科目，体力消耗大、奔跑距离长、作业时间紧张，本身即是对队员体能极限的极大考验。7 月 26 日考核当日，正值酷暑炎热的中伏天气，预报最高气温 36℃，最低气温 27℃，相对湿度 46%，风速 1～2级。10：00 至 12：00，正是地表湿气蒸发的高峰时段，队员们开展地面作业时，实际接触的地表温度显著高于预报数值，加之作战靴、作训服、头盔和装具等全装穿戴使人体皮肤被大面积覆盖等因素，汗液挥发严重受到影响。上述因素的相互叠加，极大地增加了战士的中暑风险。

2. 考核过程中饮水不足，是中暑发生的主要个体因素

为避免中暑发生，每名参加考核人员考核前均携带 2 袋榨菜和 3000～4000 ml的饮用水。但 7 名患者在考核过程中的平均饮水量仅为 950 ml，远低于未中暑的考核队员的平均饮水量 2200 ml。因而可以推测，考核中饮水不及时和饮水不足，可能是导致中暑发生的重要因素。

3. 身体素质和耐热能力，可能与中暑的发生密切相关

从病例类别构成看，中暑病例均为军龄较短的 1～2 年兵，军龄 3 年以上的人员未发生 1 例中暑；6 例中暑患者为原装甲步兵和保障连队的士兵，1 例为侦察兵连队的列兵。因而，在入伍时间短和人体直接热环境接触机会少的人员中，中暑发生率较高。这样的中暑人群分布特点，在很大程度上反映了体能素质和热习服训练水平与中暑之间的关系。

4. 官兵对中暑的早期识别和现场处置能力差，影响中暑的有效救治

考核过程中，战士们求胜心切，往往专注于科目而忽视身体不适，或者在身体不适时仍然咬牙坚持，这种情况虽精神可嘉，但可能失去宝贵的救治时机。5 例热射病住院病例中，有 3 例先期出现了发热、头晕、乏力等症状，当时仅仅是进行简单休息和饮水，而未采取冷水擦拭等高效降温措施，也没有报告军医和及早安排后送。出现这种情况时，如果带队干部或班长能及早识别出热射病风险，从而及时进行擦拭降温，并第一时间联系后送，或可避免后期严重中暑的发生。

5. 后送处置不及时、不规范，是造成病情加重的重要因素

在第一批后送的 4 名中暑患者中，2 名患者在队员晕倒醒来后由其同班战友架着参加考核，1 名坚持了 30 min，另 1 名向前行进了 300 m，均没有第一时间进行后送。在救护车后送途中，对伤员仅采取卸除背负装备和简单的扇风降温而没有全身冷水擦拭，以至两名战士被送到医院时迷彩服还套在身上，武装带也没有解开。这种未及时后送和途中不规范的救治，也可能是导致中暑病情进展，发生热射病的一个重要原因。

六、事件启示

（1）组织高强度训练或考核，应尽量避开最热时节，并尽量安排在凌晨、傍晚等气温较低时段，以最大限度降低中暑风险。遇到极端高温天气时，应适当调整训练方案内容。

（2）饮水对预防中暑非常关键。教育官兵应养成科学合理饮水习惯，夏季训练应强调充足饮水的重要性，保证训练考核前、中、后的饮水量。

（3）强化热习服训练。在夏季来临前，提前组织开展规范和充分的热习服训练，可快速提高官兵的耐热能力。

（4）强化中暑防治知识的普及宣传，特别应加大对热射病临床症状的早期识别与现场自救互救技术的宣传，以有效提高中暑早期发现、识别和正确的处置能力。

（5）早期发现和正确处置。加强基层医疗卫生人员中暑关键技术培训，强化中暑热射病风险识别、应急处置和安全后送等技术操作，规范中暑急救和后送处置流程，以有效提高救治能力，减少重症中暑的发生。

（董宏彬、孙海龙、孙冠勇　中国人民解放军疾病预防控制中心、

中国人民解放军联勤保障部队第九八四医院）